女性生殖那些事

主　编　乔　杰　李　蓉

副主编　杨　蕊　杨　硕　张曜耀

编　者（按姓名汉语拼音排序）

陈新娜　迟洪滨　范燕宏　韩　晶　李红真

李　嘉　李　蓉　刘娜娜　刘　平　马彩虹

庞天舒　乔　杰　任　昀　宋　颖　王海燕

王丽娜　王　颖　徐仰英　杨　蕊　杨　硕

张佳佳　甄秀梅

绘　图　裴　萍　李一凡

北京大学医学出版社

NÜXING SHENGZHI NAXIESHI

图书在版编目（CIP）数据

女性生殖那些事 / 乔杰 , 李蓉主编 . -- 北京 : 北
京大学医学出版社 , 2017.12
（生育力保护与生殖储备·科普篇）
ISBN 978-7-5659-1730-1

Ⅰ.①女… Ⅱ.①乔… ②李… Ⅲ.①女性－生殖医
学－普及读物 Ⅳ.① R339.2-49

中国版本图书馆 CIP 数据核字 (2017) 第 300255 号

女性生殖那些事

主　　编 : 乔　杰　李　蓉
出版发行 : 北京大学医学出版社
地　　址 : （100191）北京市海淀区学院路 38 号　北京大学医学部院内
电　　话 : 发行部 010-82802230 ; 图书邮购 010-82802495
网　　址 : http : //www.pumpress.com.cn
E － mail : booksale@bjmu.edu.cn
印　　刷 : 北京强华印刷厂
经　　销 : 新华书店
责任编辑 : 张凌凌　　责任校对 : 金彤文　　责任印制 : 李　啸
开　　本 : 880 mm × 1230 mm　1/32　印张 : 10.125　字数 : 201 千字
版　　次 : 2017 年 12 月第 1 版　2017 年 12 月第 1 次印刷　印数 : 1-5000 册
书　　号 : ISBN 978-7-5659-1730-1
定　　价 : 38.00 元

前　言

　　1994年，联合国在埃及开罗召开了国际人口与发展大会，会上通过的《国际人口与发展大会行动纲领》中正式提出了生殖健康的概念。生殖健康是指于生殖系统及其功能和过程所涉一切事宜，包括身体、精神和社会等方面的健康状态，而不仅仅指没有疾病或不虚弱。这个定义是从人类幸福的全方位角度出发，不仅指医疗问题，还包括人类生殖领域的精神和社会问题，其目的是为了提高人们的生活、生命质量。随着社会发展，生殖健康的概念越来越深入人心。"健康中国2030"规划已将"人人享有生殖健康"列为重要决策部署。

　　随着生活节奏加快、生活理念改变，晚婚晚育已经成为一种社会趋势。高龄女性卵细胞数量减少、质量下降，会影响生育力。一些特殊工作的从业人员接触放射性物质及有毒物质，也可能影响生育力。另外，随着恶性肿瘤治疗水平的提高，治疗后生存时间延长，肿瘤患者对生育的需求增加。哪些因素会影响生育，如何能更有效地选择生育时机，是众多育龄男女关心的问题。生育力保存的概念也逐渐出现在公众视野中，并且越来越受到关注。

　　近年来生殖医学在基础科学研究与技术更新方面取得了长足进步，辅助生殖技术快速发展，给人类生育力保存和生殖功能调控带来很多新的方法，为众多存在生殖健康问题的夫妇提供了新的解决途径。

　　在此大背景下，我们于2013年编写了"十二五"国家重点图书——"生育力保护与生殖储备"系列丛书，受到了专业人士以及部分跨学科领域专家的肯定与好评。在这套专业图书的基础上，北京大学第三医院生殖医学中心的医生们根据多年来对公众及患者进行的科普实践编写了本套科普读物，对生殖基础知识进行深入浅出的讲解，并对一些常见问题进行了汇总和解答。

　　本套丛书从科普的角度介绍了生殖健康的相关内容，包括《女性生殖那些事》《生育失败怎么办》和《如何保存生育力》三个分册，用浅显、生动的语言向读者展示了相关的专业知识，争取使非医学、非妇产科专业的读者能够领略其中的精髓，对他们的日常生殖健康能起到促进作用，在需要就医时避免慌乱、无头绪。

　　相信这套科普读物可以为读者提供相关的专业指导，使其对生殖健康自我管理以及就医后医护人员的诊治都能有更好的理解，也为该学科进一步的发展和普及奠定更好的基础。

2017年10月于北京

目　录

第二篇　影响女性生殖健康的常见疾病

第三篇　备　孕

第一篇

了解女性生殖

女性生殖系统解剖与生理

女性生殖器官

　　女性的生殖器官用于繁衍后代，而后代的产生似乎可以归结为一个简单的公式：卵细胞＋精子＝宝宝。而实际上，有时候精卵都存在，但并不能得到宝宝。因为女性生殖系统在怀孕的过程会产生许多变化，以保证卵母细胞和精子的相遇、结合并最终成功着床。下面，通过对女性生殖器官结构和功能的逐步介绍，你会对以上观点有更好的理解。

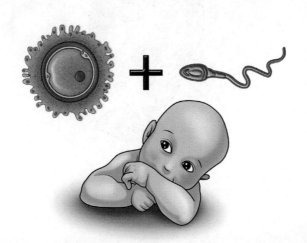

阴道

阴道为阴道肌肉组成的腔道，外口位于会阴部位，上端连接子宫。

子宫

子宫分为子宫体部和子宫颈，宫颈与阴道相连，呈倒置的梨形。子宫腔由内膜覆盖，内膜之外至浆膜都由肌层组成。内膜受激素水平影响而发生周期性改变。如果育龄女性月经周期没有怀孕，内膜将在月经期脱落。

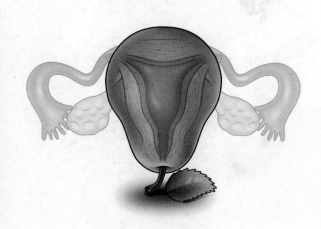

输卵管

输卵管在子宫上方的宫角处与子宫相连。输卵管的功能主要是连通卵巢与子宫。输卵管长约 10 cm，管腔的粗细由近子宫侧向外侧逐渐变宽，最窄的起始部内径仅 1 mm 左右。输卵管开口于腹腔，能够捡拾卵巢排出的卵细胞。

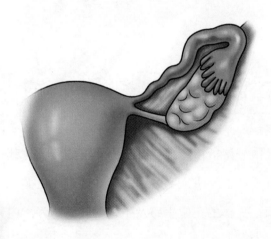

卵巢

育龄期女性卵巢呈椭圆形，长 3 ~ 5 cm。卵巢储备卵细胞，每个月可以排出一个成熟的卵细胞。此外，卵巢还能分泌激素。在女婴出生的时候，卵巢内就已经储备了一生所需的成千上万的未成熟卵细胞。这些卵细胞在青春期前都将保持"静息"状态。

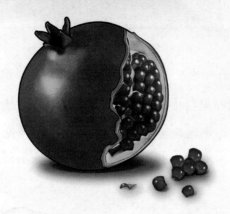

人体内分泌轴

　　神经内分泌指神经细胞具有内分泌的特征，其分泌物不像神经介质，并不进入突触间隙，而是进入血循环，影响远处靶器官。人体的正常生殖及生理功能将依赖于内分泌与神

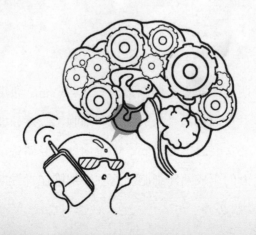

经系统的调节。形成"下丘脑 - 垂体 - 性腺"这一生殖轴系，它们的关系就如同"中央 - 省部级 - 区县级"行政管理与反馈的关系。这一轴系的内分泌腺分泌各自的激素，行使生理功能并进行相互调节，同时它还受中枢神经系统的调控。下丘脑位于大脑的底部，包括视神经交叉、灰结节和乳头体及由灰结节向下延伸的漏斗，漏斗膨大部分称为正中隆起。下丘脑神经细胞具有双重性，它们既是神经细胞，可以接受大脑的调控，引起神经冲动反应；同时又有内分泌功能，可将传入的神经信号转变为神经激素性信息。下丘脑合成的促性腺素释放激素（gonadotropin-releasing hormone，GnRH）通过垂体的门脉系统到达腺垂体，控制和调节腺垂体分泌的黄体生成激素（luteinizing hormone，LH）和促卵泡激素（follicle stimulating hormone，FSH）的合成与释放。

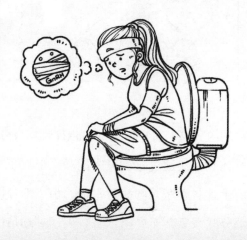

GnRH 与腺垂体分泌细胞膜上的特异性受体结合，可加速 LH 和 FSH 的合成和释放，刺激性腺，使卵巢分泌雌激素和孕激素；同时性激素通过反馈作用于下丘脑，调节 GnRH 合成、释放和降解。这不仅是上一级控制下一级的功能，而且有下一级对上一级的反馈性调节。长反馈即雌激素、孕激素直接影响下丘脑和垂体内分泌；短反馈即垂体促性腺激素

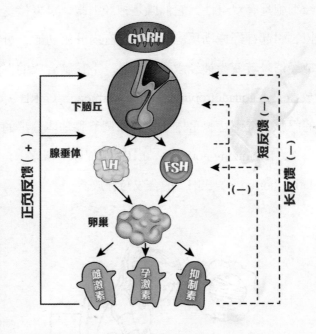

影响下丘脑的内分泌；超短反馈即 GnRH 对自身分泌的影响。下丘脑、垂体和卵巢通过这种紧密的联系形成了一个闭合系统，维持着上述各种激素的相对平衡。由于下丘脑与中枢神经系统各部分联系复杂而广泛，来自内、外环境的各种激素

信号可抵达下丘脑而影响此轴。

这些分泌细胞对 GnRH 的反应强度受卵巢分泌的雌激素和孕激素的反馈影响。在一般情况下，雌激素、孕激素都降低其反应性，但当血清雌激素达到 200 ng/L 时，则增强其

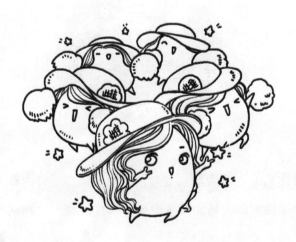

反应性，使分泌增多。如在正常月经周期中，在 FSH 的作用下卵泡生长发育，雌激素分泌逐渐增多，反馈性地抑制下丘脑-垂体激素的分泌，在排卵前夕，雌激素分泌达到高峰，雌激素急剧增加反馈性地使下丘脑 GnRH 分泌增加，释放更多的 FSH 和 LH，其中尤其是 LH 上升幅度比 FSH 大，因而形成 LH 峰并使成熟的卵泡排卵。排卵后，黄体形成，大量分泌孕酮和雌二醇，反馈性地抑制下丘脑 - 垂体激素的分泌，因而 LH、FSH 含量很低，以致测不出来。但在黄体期，维持正常的黄体功能仍需小量的 LH。随着 LH 分泌减

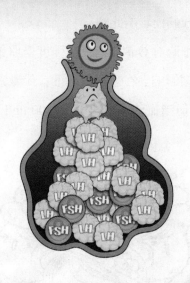

少，黄体萎缩，雌激素、孕激素急剧下降，子宫内膜失去雌激素、孕激素的支持而脱落出血，形成月经。月经期中，雌激素、孕激素都处在最低水平，此时它们对下丘脑和垂体的

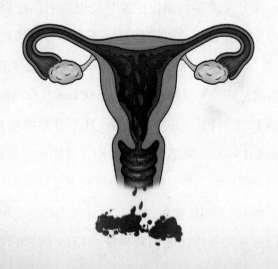

负反馈作用被解除。FSH 缓慢上升使卵巢中卵泡生长发育，其中 LH 上升比 FSH 稍晚。在二者协同作用下，卵巢雌激素水平上升，在排卵期前迅速上升达高峰。雌激素高峰反映卵泡的成熟，此时下丘脑垂体分泌促性腺激素的能力亦明显提高（正反馈），使 FSH 和 LH 水平迅速上升达高峰，LH 上升幅度比 FSH 大，在 LH 高峰后 24 小时促使成熟的卵泡排卵。此后黄体萎缩，性激素分泌随之下降达经前最低水平，它们对 FSH、LH 的负反馈作用被解除，因而 FSH、LH 又相继上升，开始一个新的月经周期。

哪些因素会影响下丘脑分泌 GNRH？

应激及代谢会对下丘脑 GnRH 的分泌产生影响。女性体内外环境发生变化时月经会出现紊乱。女性紧张焦虑或低血

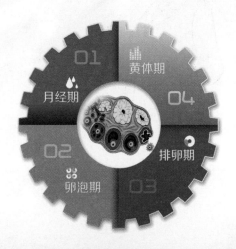

糖的情况下将会出现 LH 的脉冲分泌下降。这表明性腺可使下丘脑 GnRH 发生器对环境的变化更敏感。参加高强度训练的女运动员出现闭经和月经稀发是由于下丘脑 GnRH 脉冲发生器受到抑制，这种抑制作用与机体的脂肪量无关，而是由于高强度的训练使能量失衡，抑制了下丘脑 GnRH 脉冲发生器活动。

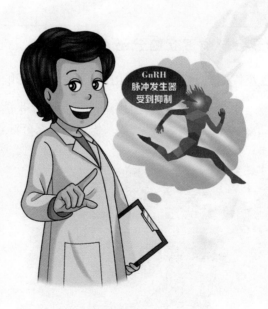

卵细胞发源地——卵巢

卵巢是女性的生殖器官。女性在出生前，卵巢中有卵原细胞。妊娠 3 个月时，胎儿卵巢中很多卵原细胞进入减数分裂，成为初级卵母细胞。出生后所有女性生殖细胞都成为初级卵母细胞，并可长期停滞于此阶段，最后能发育为成熟卵细胞的只有少数，大多数均发生凋亡。

卵巢中的生殖细胞在胎儿 5 个月时数量最多，约 700 万。卵泡发育过程中伴有闭锁和卵母细胞凋亡。由于卵母细胞不

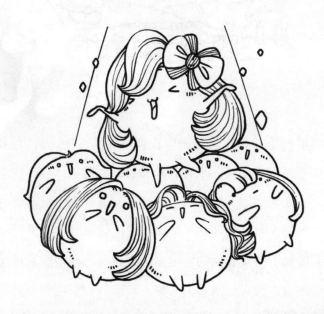

断凋亡，出生时已减少为 200 万个，青春期约为 30 万个。95% 的卵泡开始发育后不久即发生闭锁。妇女一生中在育龄期仅有 400~500 个卵泡完全发育成熟并排卵，绝经期女性卵巢无卵母细胞存在。

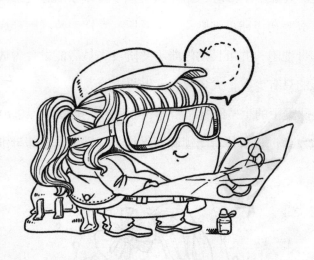

卵巢内始基卵泡从开始生长到排卵共需 85 天，在发育过程中不断发生闭锁。从青春期开始，在腺垂体促性腺激素作用下，始基卵泡开始发育，卵泡中只有一部分被募集并选择，最后每个月经周期有一个发育成优势卵泡而排卵。

当突起于卵巢表面的卵泡完全成熟时，卵泡膜和卵巢包膜被卵泡液中所含的水解酶溶解、破裂，卵母细胞及其周围的卵丘（卵 - 冠 - 丘复合物）排出卵巢，即为排卵。排卵后，

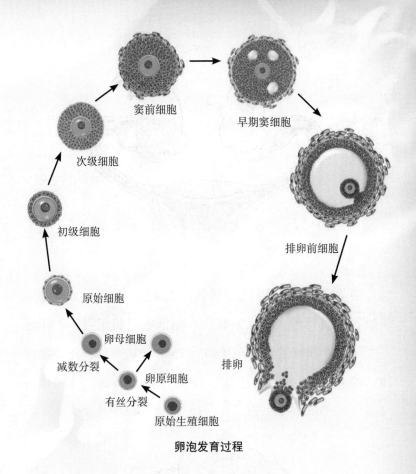

窦前细胞

早期窦细胞

次级细胞

排卵前细胞

初级细胞

原始细胞

卵母细胞

减数分裂

卵原细胞

有丝分裂

排卵

原始生殖细胞

卵泡发育过程

卵泡失去 LH 受体。排卵发生在月经来潮前 14 天左右，排卵可在两侧卵巢轮流发生或持续于某一侧。

排卵后卵泡内血管破裂、出血、凝成血块，称为血体。毛细血管和成纤维细胞从周围基质增殖并贯穿基底膜进入卵泡。可能是受到催乳素的刺激，2～3 天后 LH 受体恢复，卵泡恢复对 LH 的反应。颗粒细胞不再增殖，而是增大呈黄

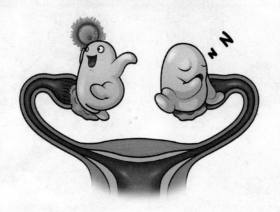

色，即黄素化细胞。卵泡壁破口被纤维蛋白修复，血块逐渐被吸收，血管侵入带入的脂质，如低密度脂蛋白。黄体能产生孕激素和雌激素，至排卵后 7~8 天达高峰，称成熟黄体。若未受精，则黄体于排卵后 9~10 天开始萎缩（黄体一

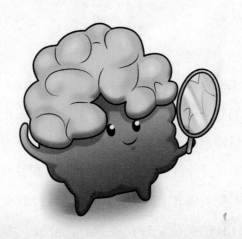

般只维持约 14 天）。黄体萎缩后，体内雌激素、孕激素水平下降，月经来潮。黄体退化后逐渐纤维化，成为白体。如果胚胎植入内膜，胚胎绒毛分泌人绒毛膜促性腺激素（human

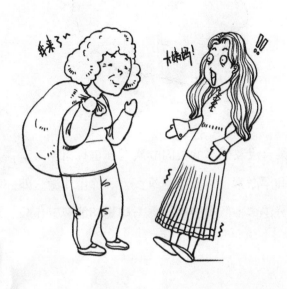

chorionic gonadotropin，hCG），则黄体不退化，继续分泌雌激素和孕酮，维持早孕，直至怀孕 8 ~ 10 周后黄体 - 胎盘转移发生，胎盘功能完全替代黄体功能。由于黄素化颗粒细胞、卵泡膜细胞、结缔组织及血管增生，怀孕 6 周时，黄体增大一倍；妊娠足月时，又缩小到正常非妊娠期大小。

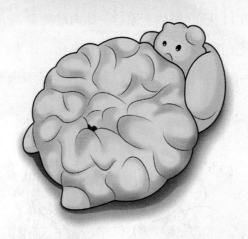

　　卵巢合成及分泌的类固醇激素，也称甾体激素，主要是雌激素和孕激素，以及少量雄激素。除甾体激素外，卵巢还合成和分泌多种肽类激素，参与卵巢功能及下丘脑、垂体功能的调节。

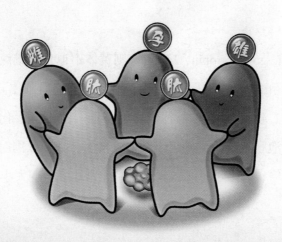

卵巢类固醇激素的合成由卵泡膜细胞及颗粒细胞共同完成。血液中的性激素大部分与蛋白质结合，处于结合状态的性激素无生物活性，只有游离激素才有生物活性。激素在血液中循环，所有体内细胞皆暴露在激素中，但只有少数细胞即靶器官细胞对某种激素有反应。

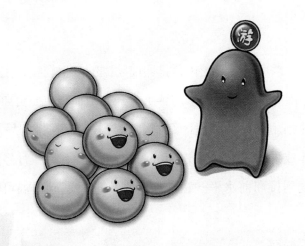

雌激素有周期变化，在卵泡开始发育时，只有少量雌激素分泌，随着卵泡渐趋成熟，雌激素分泌也逐渐增加，于排卵前形成一个高峰，排卵后分泌稍减少；在排卵后 7～8 天黄体成熟时，形成第二高峰，但较平坦；排卵后 9～10 天黄体开始萎缩时，雌激素水平急剧下降，在月经前降至最低水平。雌激素通过对下丘脑的正、负反馈作用，调节垂体促性腺激素的分泌。其对生殖器官的发育、乳腺和第二性征发育、骨骼发育及心脑血管健康均有重要意义。

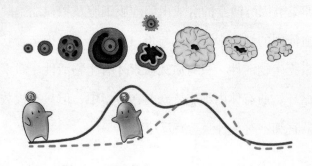

　　孕激素也有周期变化，排卵前孕酮的产生较少，主要来自肾上腺。排卵后孕激素的分泌量开始增加，主要由卵巢颗粒黄体细胞和卵泡膜黄体细胞合成与分泌。在排卵后7~8天黄体成熟时，分泌量达高峰，以后逐渐下降，月经来潮时恢复到排卵前水平。正常妇女在排卵后基础体温可升高

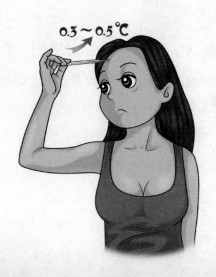

0.3～0.5℃，这种基础体温的双相改变，可作为判断排卵的重要指标。

女性雄激素的主要来源是肾上腺皮质，卵巢卵泡内膜细胞也分泌少量雄激素（主要是雄烯二酮），卵巢间质细胞和卵巢门细胞产生和分泌部分睾酮。适量的雄激素是维持女性正常生殖功能的重要激素，可减缓子宫及其内膜的生长及增殖，抑制阴道上皮的增生和角化，促使阴蒂、阴唇的发育，促进阴毛、腋毛的生长，维持女性性欲。但当卵巢来源的雄激素过多时也可能对正常排卵功能产生不利影响，甚至影响机体正常糖脂代谢功能。

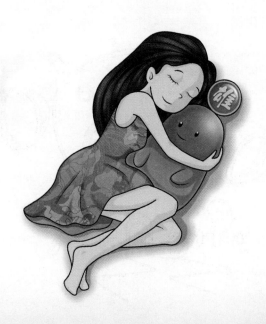

卵巢除可产生性甾体激素外，还可以产生多种蛋白质，如抑制素、松弛素等，由颗粒细胞和卵泡膜细胞合成，对促性腺激素有重要调控作用。

胚胎和胎儿的家——子宫

子宫是重要的内生殖器官，它的主要作用是承载胚胎和胎儿的发育，因此我们把它看成胚胎和胎儿的家。

子宫为壁厚而腔小的中空器官，位于骨盆腔中央，呈倒置的梨形，前面扁平，后面稍突出，非孕期子宫腔容量约5 ml。其位置、大小、形状与结构随年龄的不同而异，并且

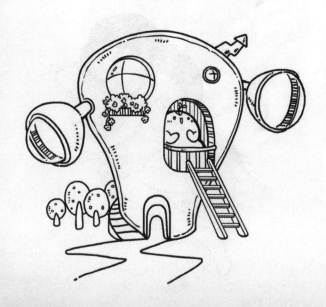

因月经周期和妊娠的影响而发生改变。性交时，子宫为精子到达输卵管的通道。受孕后，子宫为胚胎发育、成长的场所。分娩时，子宫收缩，使胎儿及其附属物娩出。

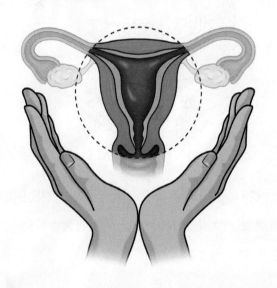

子宫可分为底、体、峡及颈四部分：①子宫底是两侧输卵管入口以上的部分，其上端隆起突出，子宫腔的两侧上端与输卵管相通处，称为子宫角。②子宫体介于子宫底与峡部之间，前后略扁，又分为前后两面、左右两缘，前与膀胱相邻、后与直肠相邻。③子宫峡部是体与颈之间的狭窄部，长约 1 cm，在妊娠期间子宫峡部逐渐扩展，拉长，临产后，可以扩张达 10 cm 左右，形成子宫下段。④子宫颈占子宫的下 1/3，长 2 ~ 4 cm，呈圆柱状，插入阴道，故又分为子宫

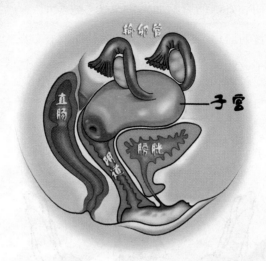

颈阴道上段和宫颈阴道段。子宫体与子宫颈的比例随女性年龄改变而改变，婴儿期为 1∶2，青春期为 1∶1，生育期为 2∶1，老年期又为 1∶1。在子宫后方，腹膜覆盖子宫颈阴

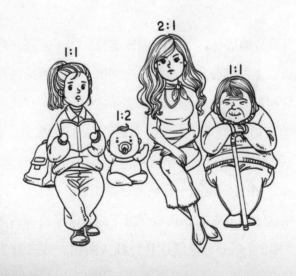

道上部、阴道后穹、直肠表面形成子宫直肠窝，是盆腹腔最低的部分。

子宫体壁由内膜层、肌层及浆膜层组成。内膜表面部分是功能层，约占子宫内膜厚度的 2/3，受卵巢激素的影响，呈周期性变化。靠近子宫肌层的子宫内膜，称为基底层，无周期性变化。肌层很厚，由平滑肌构成，肌纤维排列很不规

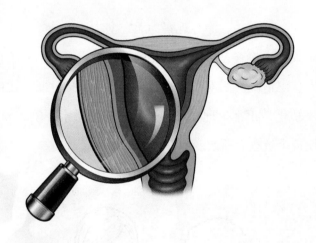

则，有环形、纵行、螺旋形等。肌束之间有许多弹性结缔组织，并含有大量血管。子宫收缩时血管受压迫，能有效制止流产及足月产后的子宫出血。浆膜层：子宫底部及体部的外面被浆膜层所覆盖，与肌层紧贴不能分离。

正常月经周期中子宫颈管的长度、直径和外口可发生改变。子宫颈管内膜的分泌活动有明显的周期性变化，在排卵期黏液分泌增多，涂片观察可见羊齿结晶。孕激素则抑制分

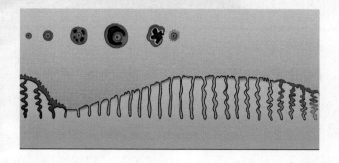

泌细胞的分泌活动，涂片观察为无定型物质和结晶碎片，可见少量细胞。检查黏液涂片结晶的形态特点可判断有无排卵和激素分泌情况。妇女在育龄期，子宫颈管内柱状上皮向鳞状上皮转化是正常生理和动态过程，局部激素环境和 pH 值均可使这个过程有所改变。

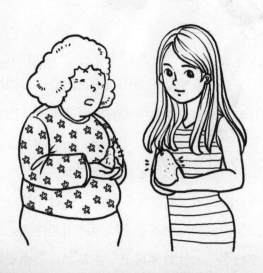

妊娠可引起子宫颈明显变化，子宫颈变大，质软，呈紫褐色，固有层血管增多并扩张充血，组织水肿，白细胞浸润，浆细胞增多，结缔组织细胞肥大，呈蜕膜样变。妊娠期子宫颈内膜增厚，子宫颈管黏膜皱襞增多，腺体增生并扩张，分泌旺盛，黏液黏稠度增加，形成一层防止精子和细菌进入子宫的屏障。

绝经后，子宫颈变小，质硬，子宫颈内膜萎缩，皱襞变平，腺样隐窝减少，上皮细胞呈立方形，分泌功能减退。正常的子宫有较大的活动性，但一般呈前倾前屈位。这主要依赖于子宫的圆韧带、阔韧带、主韧带和子宫骶骨韧带的依托及骨盆底肌肉和筋膜的支托作用。子宫位置的异常往往会降低女性的受孕率，甚至导致女性不孕。

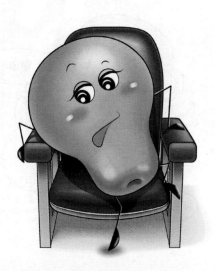

女性生殖细胞的成长过程

　　女性在出生前，卵巢中有卵原细胞，含有 46 条染色体。妊娠 3 个月时，胎儿卵巢中很多卵原细胞进入减数分裂，成为初级卵母细胞。出生后所有女性生殖细胞都成为初级卵母细胞。青春期前也有卵泡发育，但均于发育过程中闭锁。育龄女性多个卵泡发育，伴有一个优势卵泡形成及排卵，其他都在发育过程中闭锁。绝经后绝大多数的卵泡都闭锁，可生存并可排卵的卵泡已不存在。

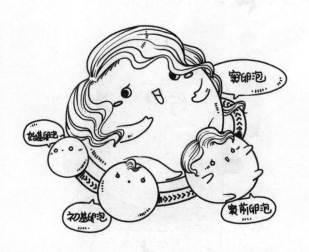

卵巢内始基卵泡从开始生长到排卵共需 85 天，在发育过程中不断发生闭锁。从青春期开始，在腺垂体促性腺激素作用下，始基卵泡开始发育，卵泡中只有一部分被募集并选择，最后每个月经周期有一个发育成优势卵泡而排卵。

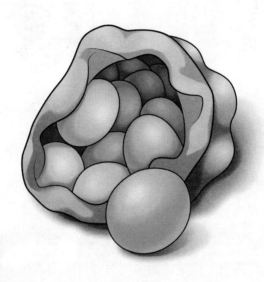

1. 始基卵泡　在胚胎期即已存在，在卵原细胞周围有一层扁平上皮细胞，外面有基底膜。直径 0.03～0.06 mm，每个卵原细胞具有 46 条染色体，进行有丝分裂。

2. 初级卵泡和次级卵泡　此时单层上皮细胞转变成立方形颗粒细胞，其中含初级卵母细胞，卵泡直径大于 0.06 mm，次级卵泡直径达到 0.12 mm。

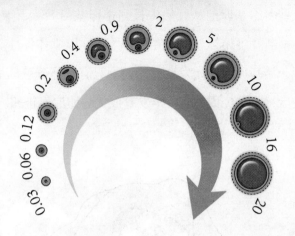

3. 窦前卵泡　颗粒细胞增生达 6~7 层，直径 0.12~0.20 mm，垂体促性腺激素对窦前卵泡无作用。颗粒细胞合成并分泌黏多糖，形成透明带。

4. 窦卵泡　当卵泡直径为 0.2~0.4 mm 时，颗粒细胞间产生液体，堆积形成腔隙。卵泡腔将颗粒细胞分为卵丘细胞和卵泡内膜细胞，卵丘细胞围绕着卵母细胞及在另一层基底膜内，在卵泡周围基底膜外的为卵泡内膜细胞。从窦卵泡以后发育到排卵前卵泡主要依靠促卵泡激素刺激。排卵前卵泡直径达到 16 mm 以上。

5. 成熟卵泡　卵泡继续发育，不但卵泡液增多，体积也增大，整个卵泡移向卵巢表面。在发育的各个阶段都会发生大量卵泡闭锁，自然周期只有一个优势卵泡排卵。卵泡从进

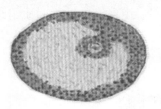

入生长期至排卵共需要 85 天，经过募集和选择达到成熟。
卵泡发育过程中由卵泡膜细胞与颗粒细胞协同产生雌激素。

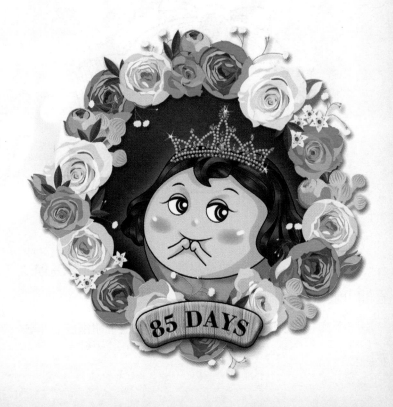

成熟卵泡结构从外到内依次为：

（1）卵泡外膜：由致密的卵巢间质组织形成，与卵巢间质无明显界限。

（2）卵泡内膜：由卵巢皮质层间质细胞衍化而来的多边形细胞形成，血管丰富。

（3）颗粒细胞：呈立方形，与卵泡内膜层间有一层基底膜，无血管存在，其营养来自外围的卵泡内膜。

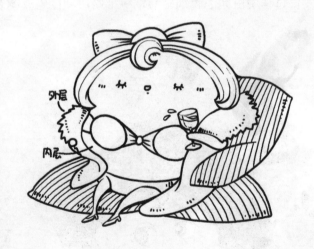

（4）卵泡腔：颗粒细胞分泌的大量清亮的卵泡液将卵细胞和周围的颗粒细胞挤到卵泡一侧，形成卵泡腔。

（5）卵丘：颗粒细胞包绕卵细胞，突出于卵泡腔，形成卵丘。

（6）放射冠：直接围绕卵细胞的卵丘颗粒细胞，呈放射状排列而得名。

（7）透明带：在放射冠与卵细胞之间还有一层很薄的透明膜，是由颗粒细胞产生并分泌的黏多糖物质形成的，称为透明带。

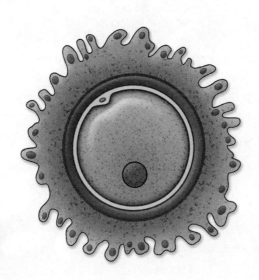

怀孕三步曲

排卵

　　排卵是成熟卵母细胞自卵巢排出至腹腔的过程，输卵管自腹腔内捡拾排出的卵母细胞。女性有两个卵巢，但每个月经周期通常只有一侧排卵。

　　排卵的过程需要大脑内两个部分——下丘脑和垂体，以

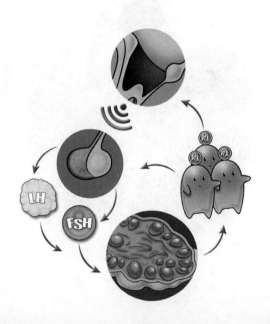

及卵巢协同作用。下丘脑的主要功能是调控体内激素水平，向垂体发出信号，使其分泌促卵泡激素（FSH）和黄体生成素（LH）。在 FSH 的作用下，卵巢内的一些未成熟卵细胞开始发育。卵泡成熟的过程中会分泌雌激素。升高的雌激素水平作为卵母细胞成熟并即将排卵的信号，反馈至下丘脑和垂体。LH 水平在排卵前达到高峰。在 LH 出现峰值时，高水平的 LH 使卵巢中发育的卵细胞中的一个最终成熟并从卵泡中排出，这就是所谓的排卵。而其他发育的卵泡将停止发育，其中的卵细胞也不会排出。

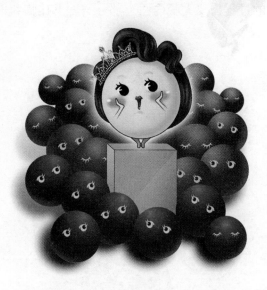

在排卵后，残余的卵泡除分泌雌激素外，还会分泌孕激素。在孕激素的作用下，子宫内膜增厚并且有分泌期改变，为怀孕做好准备。

输卵管开口的指状结构（输卵管伞）会捡拾卵巢排出的卵母细胞，并将其缓慢向宫腔方向运送。

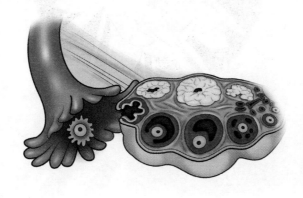

卵母细胞自卵巢排出后 12～24 小时内，可以受精。如果在这一时间段或排卵前较短的时间内有性生活，有精子进入女性阴道内，就有机会怀孕。如果没有受精，卵细胞将分解，子宫内膜也将在月经期脱落。月经期雌激素和孕激素水平低落，刺激下丘脑再次分泌激素促进卵泡生长，重新开始下一个周期。

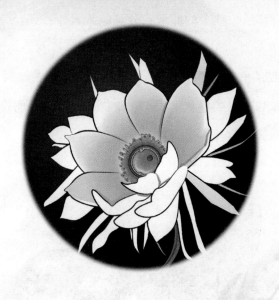

受精

受精是指女性的卵细胞和男性的精子结合的过程，也是孕育宝宝的开始。在同房的过程中，这个过程就已经开始了。男性射精时，射入阴道的精液内含有数以百万计的精子。与女性在出生时就储备了一生需要的卵母细胞不同，男性出生时并没有生成精子，而是从青春期开始一生都能够源源不断地生成精子。

每个正常的精子都有长长的尾巴，以便游向卵细胞。会有数以百万计的精子通过女性生殖道。精子自阴道游向宫颈外口，经过子宫游向输卵管。男性的精子在女性生殖道中能

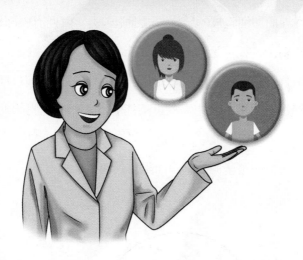

存活数天，但大多数精子并不能到达输卵管。只有一小部分精子能够到达输卵管与卵细胞相遇。

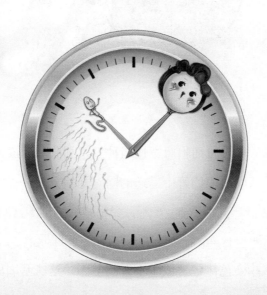

女性的卵细胞被一层放射冠细胞包裹，其间有胶冻样的透明带。精子需要穿透这些结构才能使卵母细胞最终完成受精。卵细胞直径只有约 0.127 μm，几乎不可见。数以百万计的精子试图穿过透明带，其中一些可能能够进入卵母细胞的外包膜，最终只有 1 个精子能够成功进入卵细胞。之后，透明带将发生变化，变成一道坚固的壁垒而阻止其他精子进入。

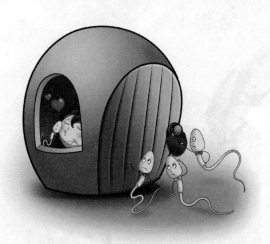

当精子进入卵细胞后，这两种生殖细胞融合成为一个受精卵。受精卵在输卵管中运送的同时开始分裂——细胞数每 12 小时翻倍。受精后 5 ~ 6 天，受精卵将到达子宫并着床。

受精卵包含 46 条染色体——23 条来自母亲，23 条来自父亲。这些染色体包含成千上万的基因。这些基因就是生命

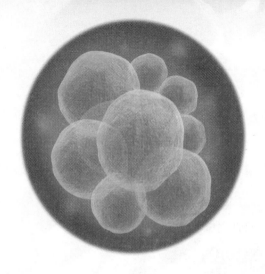

的蓝图，决定着宝宝的性别、皮肤和眼睛的颜色、头发的颜色、体型、面部特征，甚至在一定程度上决定了宝宝的智力与性格。

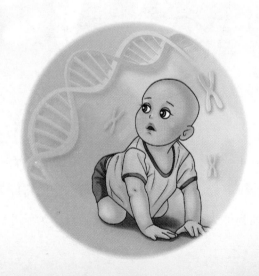

着床

一旦卵细胞受精，将立刻开始进行下一个步骤——有丝分裂。在受精后的 12 小时左右，受精卵从一个细胞分裂为两个细胞。受精卵在输卵管中向宫腔运送的同时，不断进行有丝分裂。受精后 3 天左右，受精卵将分裂成桑葚样，包含12 ~ 32 个未分化细胞。这个阶段的胚胎称为桑葚胚。此时受精卵将被从输卵管运送至宫腔。

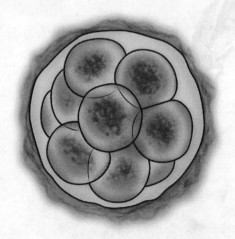

受精后 4 ~ 5 天，已经包含数百个细胞的胚胎将到达子宫腔内的着床部位，称为囊胚。囊胚内细胞团将发育成为胎儿，外层细胞称为滋养层，将发育成胎盘，为胎儿的生长提供养分。

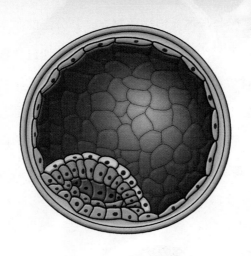

　　囊胚在进入子宫后先黏附在子宫内膜表面，同时释放能够缓慢将该部位内膜溶解的酶，以利于囊胚在此种植。囊胚在受精后 12 天完成着床，此时囊胚已进入子宫内膜，通过母亲的血液循环汲取养分。

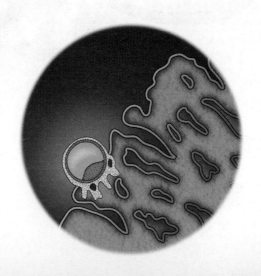

　　一旦胚胎与母体血液循环相连，其分泌的激素将进入母体血液。这就是为什么在排卵后 2 周能够通过血液检查确认怀孕，这种激素称为人绒毛膜促性腺激素（hCG）。

　　受精后 12 天，胎盘开始形成。囊胚的表面出现很多小的毛状突起，并进一步发育，组织间充满细小的血管，最终形成胎盘。

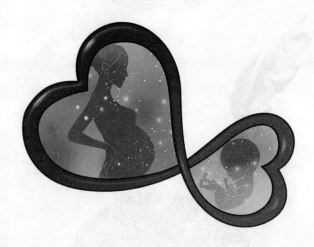

女性生育力评估

血液中可以反映女性生育力的指标

反映生育力的指标通常在月经卵泡早期进行检测，包括促卵泡激素（FSH）、黄体生成素（LH）、雌激素和雄激素测定。另外，无需在早卵泡期进行的检测包括催乳素水平，以及早期卵泡分泌的抗苗勒管激素（anti-Müllerian hormone,

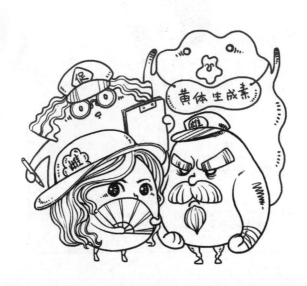

AMH）和抑制素 B（inhibin-B，INH-B）水平。黄体期孕激素水平测定也是反映生育水平的指标。

1. 催乳素（prolactin，PRL）的测定　血清 PRL 水平持续异常升高，2 次血结果大于 25 ng/ml 考虑高催乳素血症，诊断前需要同时排除其他诊断：TSH 升高者，为甲状腺功能减退所致闭经；TSH 正常，PRL＞100 ng/ml 时应行头颅及蝶鞍部位磁共振成像（MRI）或 CT 以明确蝶鞍或蝶鞍以上部位肿瘤或空蝶鞍；MRI 对颅咽管肿瘤、蝶鞍肿瘤及肿瘤向蝶鞍以外部位延伸和空蝶鞍的检测优于 CT。

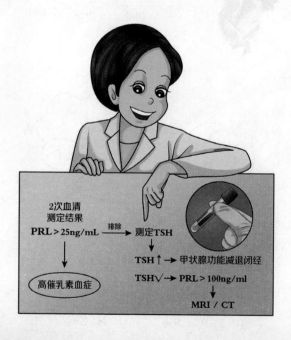

2. 促性腺激素测定

（1）FSH：FSH＜5IU/L：提示低促性腺激素性闭经，病变环节可能在下丘脑或垂体；FSH＞30 IU/L 为高促性腺激素性腺功能减退，提示病变环节在卵巢，应行染色体检查，明确遗传学病因。

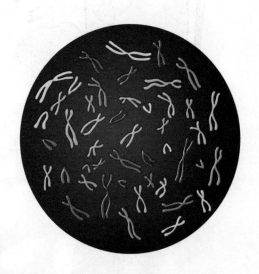

（2）LH：LH＞FSH 且 LH/FSH＞2 时，提示多囊卵巢综合征。LH、FSH 低于正常范围者，下丘脑功能失调性闭经可能性大，见于减肥、大量运动、应激等。

3. 雌激素和孕激素　月经期雌激素、孕激素多处于较低水平，雌激素异常升高（＞250 pmol/L）提示卵巢功能减退。黄体中期（排卵后 5～7 天）孕激素＜10 nmol/L 提示黄体功能减退。

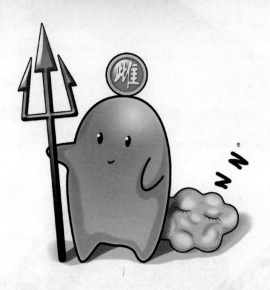

4.雄激素测定 主要是睾酮、雄烯二酮、脱氢表雄酮等，如果在正常参考值高限或轻度升高，提示多囊卵巢综合征可

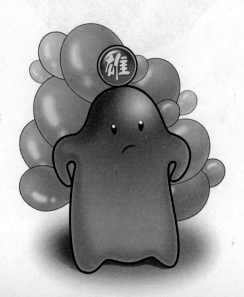

能，如果异常升高，需要排除肾上腺、卵巢等雄激素分泌性肿瘤。

5. 抗苗勒管激素（AMH）和抑制素 B（INH-B）水平　AMH 是转化生长因子 β 超家族成员之一，对性腺器官发育起重要作用，由卵巢颗粒细胞产生。正常卵巢功能 AMH 为 1～3.6 ng/ml，＜1 ng/ml 提示卵巢储备不良。抑制素 B 是由生殖系统细胞分泌产生，对生殖功能具有内分泌、旁分泌和自分泌的调节作用，是卵巢储备功能的标志物。

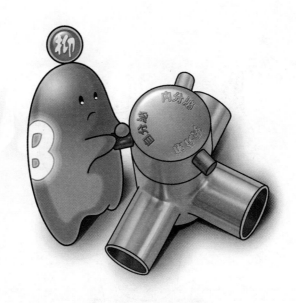

超声学评估女性生育力

女性卵巢内卵泡发育会经历从始基卵泡生长为初级卵泡、窦卵泡，直至发育为成熟卵泡的过程。从青春期开始，在垂体促性腺激素作用下，始基卵泡开始发育，从始基卵泡生长到排卵约需 85 天，卵泡中只有一部分被募集并选择，最后每个月经周期有一个发育成优势卵泡而排卵。卵巢中窦卵泡的数量直接反映卵巢功能，如果双侧卵巢窦卵泡数量小于 5 ~ 7 个，提示卵巢储备功能下降。

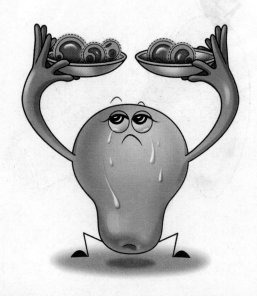

卵泡多大时排卵可以怀孕呢？

育龄女性在自然周期卵泡发育至 18～23 mm 后，24 小时内会发生排卵，卵泡发育不良会影响受孕概率，甚至会导致不孕。相比精子 3～5 天的寿命，卵细胞寿命要短很多，最长只有 48 小时寿命，在排出后 24 小时以内受精能力最强。备孕的夫妇最好在卵子排出之前同房，以便精卵不会相互错过。当然，如果超声监测卵泡发育，可以在卵泡到达 18～20 mm 时同房，也可以在监测卵泡破裂当日同房以增加受孕概率。当然如果卵细胞发育不好，受孕概率就会大打折扣。

卵细胞的发育最直接、最直观的监测手段是 B 超检查，通过观察卵泡发育的大小、形状来判断。自月经周期的第 8

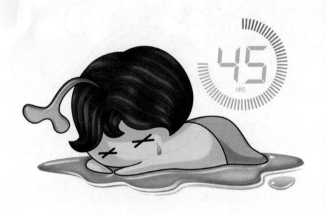

天起，备孕女性每 2 ~ 3 天 B 超监测 1 次卵泡发育，当发现卵泡直径达 16 mm 时，改为每天监测 1 次。当卵泡发育至直径达 18 ~ 23 mm 时，考虑卵泡发育成熟。如果月经规律，每 28 ~ 30 天行经一次，最大卵泡应出现在月经 14 ~ 16 天，呈圆形，壁薄，向卵巢的一侧突出，内部透声好。当然如果患者月经周期长，优势卵泡长到最大值的时间就会延后。如果卵泡发育不良，不能正常排卵或者排出的卵细胞质量不好，就会影响正常的受孕生育。

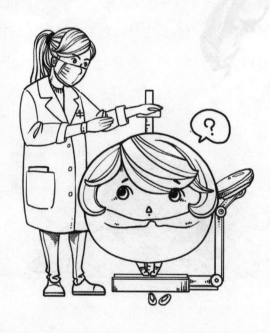

卵泡不正常，受孕概率会下降吗？如何提高受孕概率呢？

卵泡发育异常包括以下几种情况。

1.卵泡不发育　所有小卵泡都停留在很小的水平，没有优势卵泡形成。这种情况下，卵泡内的卵细胞也不会有相应的发育，也不会有正常的排卵，受孕机会就要明显降低。

2.卵泡小　有优势卵泡发育，但往往在直径小于 18 mm 时即发生破裂、排卵，这时排出的卵细胞可能发育不成熟，导致受孕概率下降。

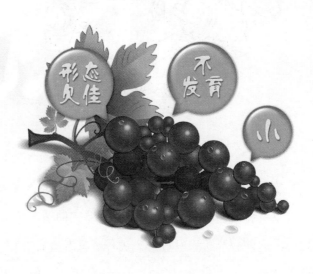

3. 卵泡形态欠佳　正常卵泡呈圆形，壁薄，向卵巢的一侧突出，内部透声好；如果卵泡发育不圆，或张力欠佳，则其内卵细胞也可能发育不良，受精能力低下。

4. 卵泡不破裂　卵泡可以发育成熟，但是不发生破裂，其内卵细胞无法排出，则精卵无法相遇、受精。临床上称其为卵泡未破裂黄素化综合征。

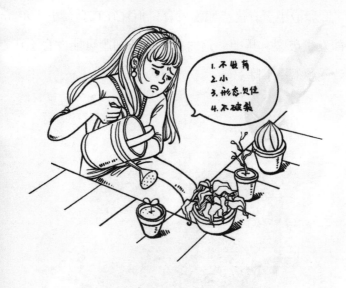

卵泡不发育患者体温常呈单相，另外三种情况体温呈双相。如小卵泡破裂、卵泡发育形态欠佳，患者虽有双相体温，但排卵后体温上升幅度和持续时间可能减少，这时如果加用黄体支持药物可能改善子宫内膜黄素化不足的状态。对于卵泡发育不良者，一般可采用促排卵药物治疗，常用来曲唑。对于口服药物抵抗者可应用促性腺激素促排卵治疗，在卵泡发育成熟后可应用人绒毛膜促性腺激素（hCG）促使成熟卵子排出。效果不佳的患者也可以考虑配合中药应用。

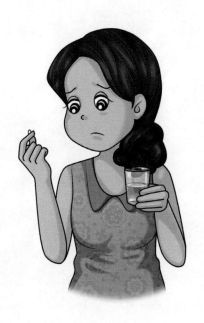

影响女性生育力的因素

年龄与女性生育力的关系

女性的生育力主要体现在卵巢储备功能（卵巢内存留卵泡的数量和质量），它与年龄密切相关。随着年龄增长，卵巢功能逐渐衰退，卵巢内卵泡数量减少，卵细胞质量也会下降。有资料表明大于 35 岁的女性卵细胞不正常的比例大约为 50%，大于 40 岁者卵细胞不正常比例高达 80%。此外，

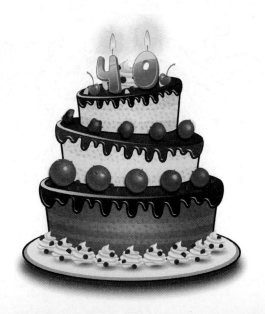

随着年龄增加，受精率降低，妊娠率降低，流产率增加，均导致女性的生育力降低。随着年龄的增长，各种疾病也随之而来，如子宫肌瘤或卵巢囊肿等良性肿瘤病变、宫颈病变、宫腔息肉、妇科炎症、内分泌紊乱、子宫内膜异位症甚至妇科恶性肿瘤，全身疾病如高血压、心脏病、糖尿病、肥胖等均发病率明显升高，这是一个必然的趋势，不可逆转，就跟无法返老还童一样。

对试管婴儿而言，卵巢储备功能好，预示着取卵数多、卵细胞质量好，成功率高，反之，卵巢功能下降则预示取卵数少、卵细胞质量差，试管婴儿成功率低，甚至无胚胎移植

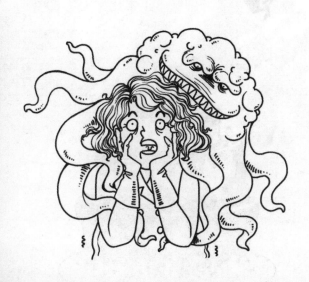

可能。据统计，大多数卵巢功能下降自 35 岁开始，38 岁后明显，42 岁后加重，到了绝经期也就意味着女性生育力的丧失，故一般建议女性最好能够在 35 岁之前解决生育问题。临床上 35 岁以下试管婴儿成功率可达 40％ ～ 60％，35 ～ 38 岁成功率 30％ ～ 40％，38 ～ 42 岁者成功率 20％，42 ～ 45 岁成功率 10％，45 岁以上，成功率小于 5％。

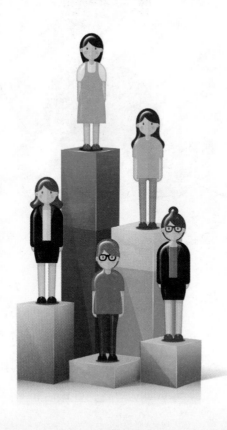

女性过了 35 岁才怀孕生产就属于高龄了。40 岁后女性将进入更年期，生育能力明显下降，但如果还有规律月经，则表示生育能力没有完全丧失，还可以考虑计划妊娠。

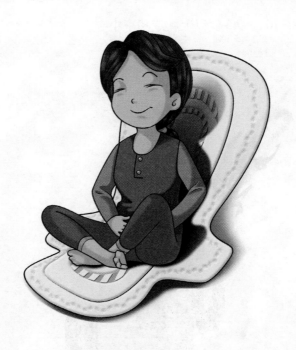

成熟卵细胞的形成需要原始生殖细胞进行减数分裂，对于年龄大的女性来讲，减数分裂过程出错的风险就会增高，高龄女性不孕的发生率明显增高，妊娠后胚胎停育、出生宝

宝发现先天愚型（21-三体）等染色体异常的概率明显增高。女性年纪越大，就越容易发生胎儿神经系统发育异常。口服叶酸可以帮助预防胎儿神经系统发育不良等问题，因此高龄女性怀孕前就要开始口服叶酸了，怀孕后的前3个月内也可以继续坚持口服叶酸。另外孕前适当补充营养，调整身心至最佳状态也很重要。

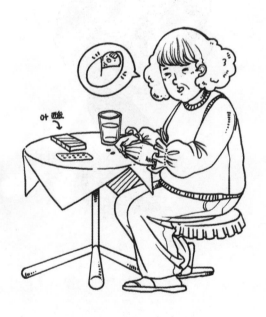

随着女性年龄增加，高血压、糖尿病等慢性病逐渐凸显，孕前全面检查身体很重要。如果存在血压异常或血糖异常等情况，需要及时在内科相应科室的门诊进行检查并控制，并在孕前将身体调整至正常状态。

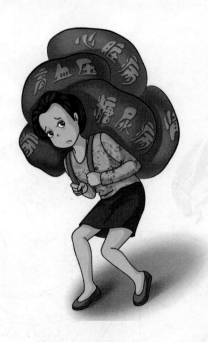

高龄备孕女性孕前需要到妇科门诊做一次健康体检，必要时选择专家门诊进行孕前咨询，评估卵巢功能，了解子宫状态，并且最好夫妻双方共同进行检查。对于高龄夫妇，如果夫妻双方规律性生活半年仍未成功妊娠，需要及时到不孕专科门诊进行全面检查。

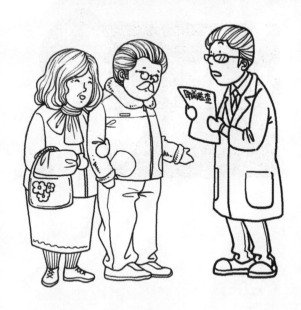

　　在男方精液正常的情况下，女方需要评估子宫、卵巢状态，必要时进行血激素等检查以了解卵巢储备功能，行输卵管通液或者子宫输卵管造影了解输卵管通畅情况，甲状腺功能检查除外甲状腺功能亢进或减退导致生育能力下降的可能等。如果患者输卵管不通畅，则需要通过试管婴儿的方法进行助孕。如果输卵管通畅，则可以考虑应用药物促排卵指导同房或行人工授精方法进行助孕治疗，如果反复治疗未孕，可以积极行试管婴儿助孕。

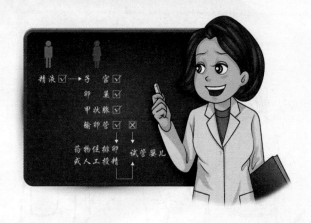

胖瘦对女性生育力的影响

体重过轻、超重及肥胖女性无排卵性不孕的风险增加。这样，不仅不利于受孕，还会增加婴儿在出生后第一年患呼吸道疾病或腹泻的概率，并在孕后易并发妊娠高血压综合征、妊娠糖尿病。

女性身体脂肪含量在生殖健康中起重要作用，体重或体内脂肪量适当是维持正常卵巢功能的必要条件。医学上通常以身高（cm）减去 105，即得出平均标准体重（kg），实际体重与平均标准体重相差正负 10% 范围以内都视为正常。另外一种方法是以体质指数（body mass index，BMI），即体重（kg）/ 身高 ^{2}（m^2）表示，对于中

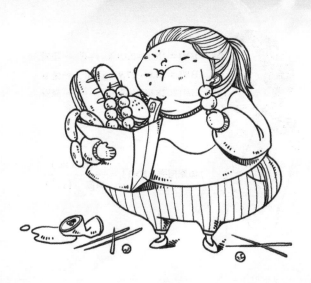

国人群，BMI＝18.5～23.9 kg/m^2 时视为正常；偏胖是指BMI=24.0～27.9kg/ m^2；肥胖是指 BMI≥28 kg/m^2。女性腰围≥80 cm，或腰臀比＞0.85 提示向心性肥胖。

	WHO 标准	亚洲标准	中国标准	相关疾病发病危险性
偏瘦	<18.5			低（但其他疾病危险性增加）
正常	18.5~24.9	18.5~22.9	18.5~23.9	平均水平
超重	≥25	≥23	≥24	
偏胖	25.0~29.9	23~24.9	24~27.9	增加
肥胖	30.0~34.9	25~29.9	≥28	中度增加
重度肥胖	35.0~39.9	≥30	—	明显增加
极重度肥胖	≥40.0			非常明显地增加

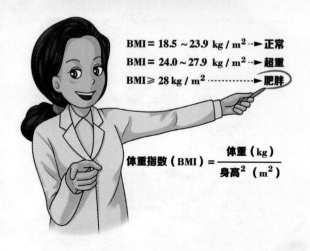

$$BMI = 18.5 \sim 23.9 \ kg/m^2 \dashrightarrow 正常$$
$$BMI = 24.0 \sim 27.9 \ kg/m^2 \dashrightarrow 超重$$
$$BMI \geqslant 28 \ kg/m^2 \dashrightarrow 肥胖$$

$$体重指数（BMI）= \frac{体重（kg）}{身高^2（m^2）}$$

30% ~ 47% 超重或肥胖的女性存在月经异常，并且程度与 BMI 增长相平行，尤其在儿童时期和青春期肥胖的患者更易合并月经异常。超重或肥胖的女性不孕率明显升高，有

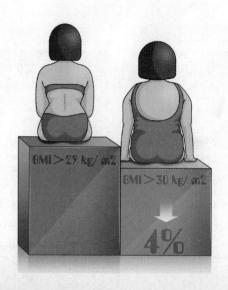

研究显示在 BMI＞29 kg/m² 的女性，BMI 每升高 1 kg/m²，自然妊娠能力下降 4%。在排卵功能障碍原发不孕者中 12% 是由于体重异常引起的内分泌紊乱造成的。体内脂肪过多，脂肪细胞中的芳香化酶活性就会高于正常水平，将体内雄激素转变为雌激素的量较正常体重者成倍增加；肥胖妇女雌激

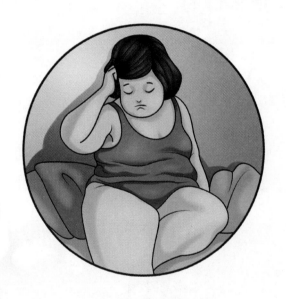

素的代谢途径也与正常妇女不同，雌二醇主要不是转化为没有生物活性的雌酮，而是转化为有生物活性的雌三醇，同时脂肪组织中的雄激素向雌激素的转化增加，这两种来源的雌激素没有卵泡分泌的雌激素那样的周期性变化，因此不能诱发正常促性腺激素的峰值变化，排卵便停止或稀发，从而造成不孕。

　　另外一个重要的内分泌改变是肥胖者基础胰岛素水平增加，身体脂肪的增加改变了机体胰岛素的分泌和对胰岛素的敏感性，并在细胞水平减少了脂肪、肝和肌肉等组织的胰岛素受体数量，造成高胰岛素血症和胰岛素抵抗。高胰岛素血症又可以导致高雄激素血症，过多的游离雄激素又可抑制卵泡发育，引起闭经及不育。

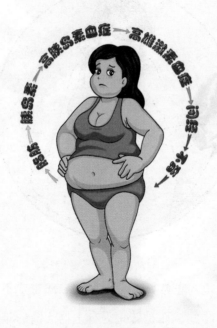

　　肥胖对助孕治疗结局也有负面影响。肥胖患者促排卵药物的应用时间、剂量和周期取消率都明显升高，获卵数明显降低。即使成功妊娠，肥胖患者仍然有较高的妊娠丢失率。有研究显示超重患者流产率为体重正常者的 1.29 倍，而肥胖患者为体重正常者的 2.19 倍。肥胖患者的妊娠期并发症发生风险也明显升高，包括妊娠期高血压疾病、妊娠期糖尿病以及剖宫产率等。

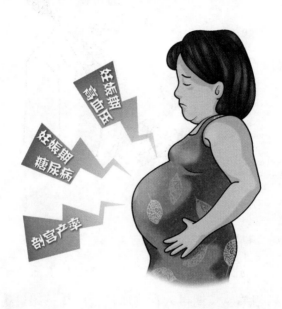

还有研究发现肥胖患者出生缺陷率也有升高，可能的原因为代谢异常（高血糖、高胰岛素水平、营养不良、偏食等）干扰胚胎发育。另外还有研究认为"胚胎源性成年疾病"也可能增加。目前肥胖已被视为一种"慢性疾病"。数据显示2002 年美国肥胖率为 31%～49%，我国人群 2011 年统计肥胖比例为 33.4%，其中青年女性占肥胖人群的 43% 左右。引起肥胖的原因很多，如遗传因素、肾上腺皮质疾病、卵巢疾

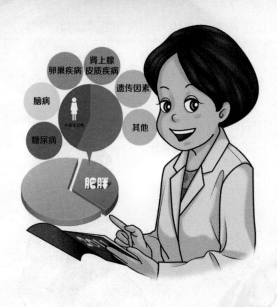

病、脑病、糖尿病等。

最常见的肥胖类型是单纯性肥胖，与生活方式、饮食习惯密切相关。长期摄入食物所产生的热量超过机体活动所消耗的需要，剩余的热量就会转化为脂肪贮存在体内，因此适当的饮食控制和运动对保持正常的生育功能十分重要，70% 的肥胖患者通过调节饮食及运动达到适当的体重可以自然受孕。

体重过低对 IVF-ET 结局影响的研究不多。一项研究发现，偏瘦的女性体重每增加 10 千克，怀孕概率就会相应提升10%。体重过低的女性，可以适当增加优质蛋白质和富含脂肪食物的摄取，如肉类、蛋类及大豆制品，但切忌不要因为

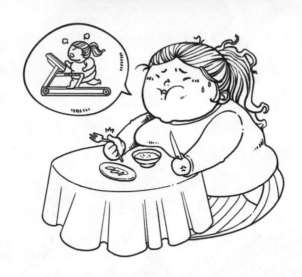

要增加体重而盲目吃补品或大量吃一些零食，这对妊娠期胎儿的发育是没有好处的，并且给身上增加一些没用的脂肪，对产后恢复带来影响。

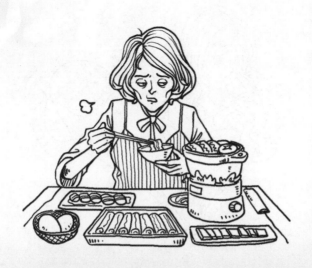

影响女性生育力的遗传因素

人类受精卵继承来自双亲的 23 对染色体，这些染色体传递由脱氧核糖核酸（DNA）组成的遗传信息。遗传因素的作用包括主要基因、特异性基因和染色体畸变的影响。当代由于环境污染、生态平衡遭到破坏，使基因突变率增高，人群中致病基因增加。目前已知的 4000 多种遗传病的遗传方式大多已阐明。遗传因素为主引起的疾病可分为单基因遗传病、多基因遗传病和染色体病 3 大类。

当夫妇双方存在遗传因素异常时，如夫妻一方存在染色

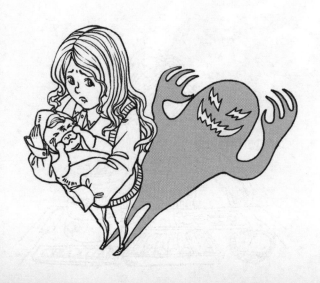

体结构异常，如染色体平衡易位，其产生的配子（精子或者卵巢）异常，可导致胚胎染色体异常率增加，不孕、早期妊娠胚胎停育、流产风险增加。如反复流产、引产等宫腔操作，还有可能影响子宫腔环境，造成继发不孕症，从而影响生育力。

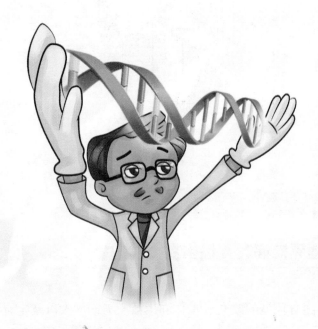

另外，染色体数目异常，如 45，X 的特纳综合征等，配子染色体数目可异常，卵巢早衰、卵巢储备功能下降发生风险大大增加，严重影响生育力。

当然，还有单基因遗传病、多基因遗传病，甚至一些不明原因的卵巢功能减退、卵巢早衰，严重影响女性的生育能力。

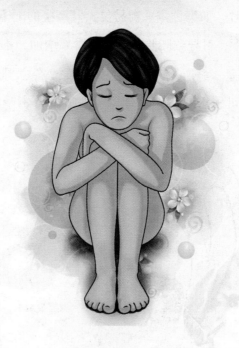

肿瘤等疾病对女性生育力的影响

随着环境的改变、工作和生活压力的增大以及生育年龄的后延，有生育要求人群的肿瘤发生率增加。

生殖器官良性肿瘤的手术治疗，如卵巢囊肿剔除，由于常伴随正常卵巢皮质组织的损失，可导致术后不同程度的卵巢储备功能下降，其中卵巢子宫内膜异位囊肿（巧克力囊肿）剥除术尤其容易导致卵巢储备受损。有研究发现，手术取出的卵巢巧克力囊肿中，85%带有正常的卵巢皮质组织，92%

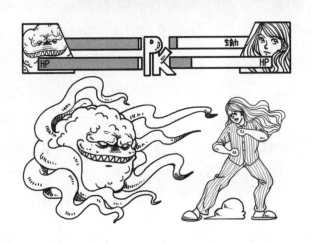

的患者术后卵巢功能受到损害。而且，即使由具有丰富手术经验的医师进行手术，术后各年龄段的育龄女性依然很有可能发生卵巢储备功能下降。

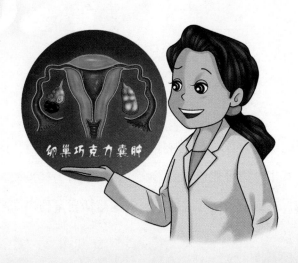

　　恶性肿瘤包括生殖器官肿瘤及生殖系统外肿瘤。通常的治疗方法包括手术、放疗和化疗。这些治疗手段大大延长了患者的生存期。放疗、化疗通过卵巢各级细胞凋亡、削弱卵巢血供以及加速卵泡募集等机制导致卵巢储备迅速提前耗竭，且卵泡中的生殖细胞不可再生。此外，放疗还可能导致子宫结构和功能的改变，从而导致不孕的发生率上升。这些均对生育力造成很大的负面影响。

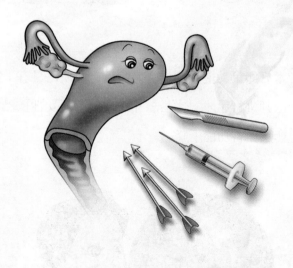

　　因此，在为育龄女性肿瘤患者制订治疗方案时，应充分考虑对其生育力可能造成的影响，以便及时为其采取充分的生育力保护措施。这对肿瘤康复者的生活质量的提高有重大意义。

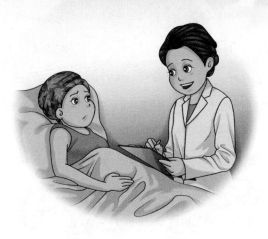

社会因素对女性生育力的影响

现代社会对女性要求越来越高，女性所承担的社会责任也日益增大，因此总体上女性生育年龄有增大的趋势。年龄

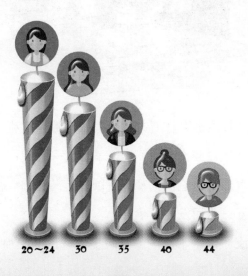

20~24　　30　　35　　40　　44

的增长对女性生育能力的影响非常大，从女性的生理规律来说，生育能力最强在 20～24 岁，30 岁以后缓慢下降。35 岁以后迅速下降，35 岁时是 25 岁时的一半，40 岁时是 35 岁时的一半。44 岁以后约有 87% 的女人失去了受孕能力。随着年龄增大，女性总体健康水平也会下降。

社会竞争导致女性心理健康水平下降。正值生育年龄的女性，如果长期处于极大的压力下，精神紧张、压力过大，就容易发生内分泌紊乱，造成月经紊乱甚至无月经、不排卵，在这种情况下，当然也就不太容易怀孕了。

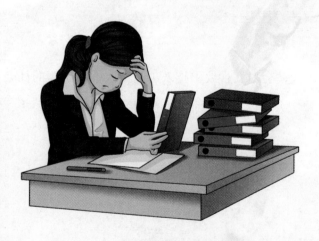

另外，社会上存在着大量的非正规的人工流产机构，而人工流产造成盆腔炎，进而殃及输卵管——我们身体里非常重要的生育通道，它的内径只有圆珠笔芯粗细。输卵管发炎后造成堵塞，从而发生不孕。

药物流产比手术流产的危险更大，因为出血时间更长，

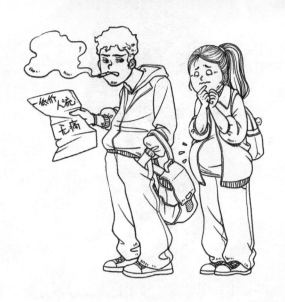

感染机会更多。

另外，如果反复做人工流产，会使子宫的功能层变得贫瘠。怀孕时，胚胎就像石头地里的小树，为了得到多一些的养分，必须拼命往深里扎根。分娩时胎盘不能自动娩出，更严重的，就成了"胎盘植入"，胎盘和子宫长成一体，医生只得将子宫切除。做流产的次数与未来发生的危险是成正比的。

与男性相比，妇女更有可能在那些对健康具有潜在威胁且并无保护措施的环境下工作。在一些发展中国家，就业妇女常集中于劳动密集型的工厂（如纺织、缝纫、电器等），这些地方条件差，常暴露于致癌化学物质下，或因过多的噪

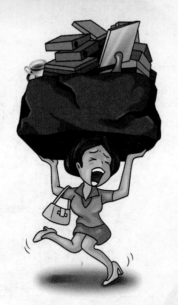

声、热、潮湿、生理上紧张、用眼过度及过敏等影响健康。很多工业物质和农用化合物，以及电离辐射，可导致不育、流产、先天性残疾和遗传疾病等。

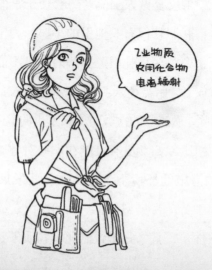

对某些特殊岗位（比如在生化实验室）工作的女性来说，如果准备怀孕，一定要提前至少半年离开工作岗位。因为很多化学物质中的毒素会破坏卵细胞，还很有可能造成内分泌紊乱。市面上的一些防水服装、杀虫剂、食品包装、室内装饰品、特氟龙不沾涂料等商品所含有的全氟化学物质，不仅会给人体肝、免疫系统、发育和生育器官带来毒性，导致不孕，还会影响胎儿发育。

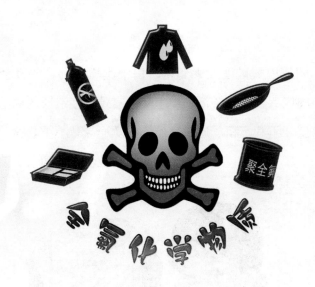

不良习惯对女性生育力的影响

有许多不良或不当的生活习惯会影响女性生育力。

女性的一生，都应该注重阴道的卫生检查。如果阴道发

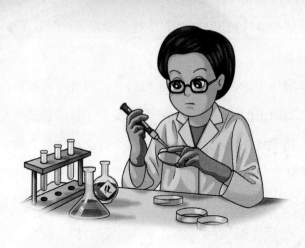

炎，阴道内酸碱度发生变化，白细胞增多，这些都会妨碍精子的成活，使精子活动度下降。宫颈炎症造成的局部内环境改变，不利于精子通过宫颈管，从而导致不孕。盆腔感染如果治疗不及时、不彻底，尤其是结核性或淋病奈瑟菌性感

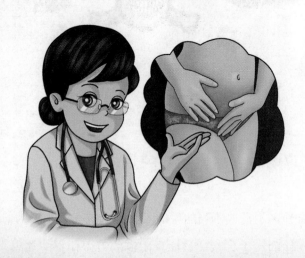

染，即使痊愈，也会造成输卵管的粘连、扭曲、狭窄，从而导致不孕或宫外孕。

咖啡不仅味道好，而且还能够提神补充能量，因此在职场女性中很受欢迎。但是，咖啡里面所含的咖啡因可不是那么简单。咖啡因容易造成胎盘代谢紊乱，从而不利于胎儿的健康成长。同时速溶咖啡中往往所含糖分多，对健康不利。如果你正在尝试怀孕，为安全起见，明智的做法还是告别咖啡，直到宝宝出生。

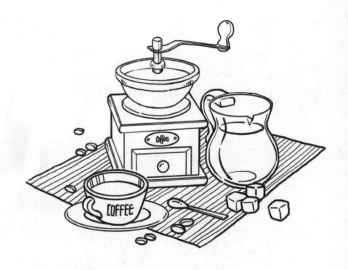

有些女性因缺乏医学常识，所以对于丈夫的求欢总是有求必应，甚至在经期同房。女性在月经期间体质会比较差，极易受到细菌的感染，所以月经期间是不可以同房的。如果在此期间同房，会引发一系列危害。

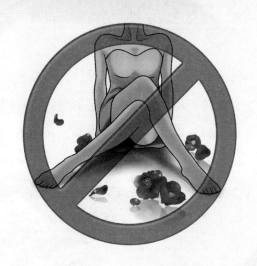

危害一：月经期间同房，由于性冲动时子宫收缩，还可将子宫内膜碎片挤入盆腔，引起子宫内膜异位症，导致不孕症的发生。

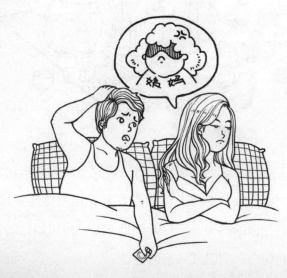

危害二：在月经期，子宫内膜剥脱，碱性的经血中和了阴道的酸性环境，使天然屏障功能被削弱，如果不注意经期卫生，甚至在月经期同房，将会把细菌带入生殖道内，极易引起感染，极易导致女性不孕。

危害三：月经期同房，因精子在子宫内膜破损处和溢出的血细胞相遇，甚至进入血液，可诱发抗精子抗体的产生，从而导致免疫性不孕、不育症。

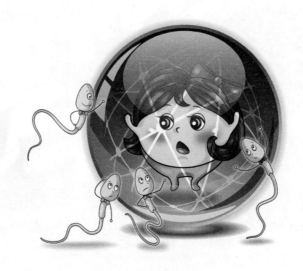

女性生育力保存

什么是女性生育力保存

生育力保存是针对那些面临生育力下降或丧失的人群，人为地将她们的生殖细胞、胚胎、或者生殖器官暂时冷冻

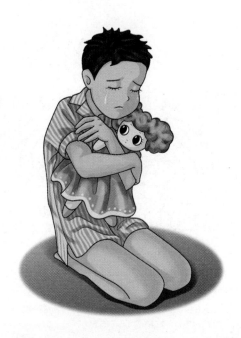

起来的办法，经常指对经过放化疗的癌症患者进行生育力保存。放化疗可能造成卵巢功能衰竭，由于目前对卵巢衰竭尚无治疗的方法，年轻的女性癌症康复患者虽然挽回了自己的生命，却常永远失去孕育自己下一代的机会。

同时，机体衰老加速，癌症康复患者面对与绝经后妇女同样的健康挑战。2007 年的一项报道指出，在 20 ~ 39 岁的日本女性当中，约有 1% 是癌症康复者，这部分人群往往因接受癌症治疗而导致生育力的丧失。对这些患者来说，生命虽然得到延续，但人生却留下了永远的遗憾。

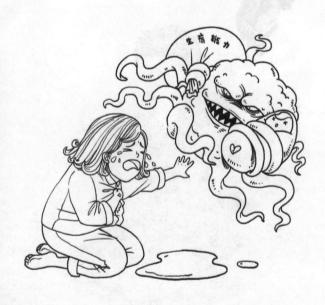

除了肿瘤患者，其他各类疾病也都有可能影响生育力。比如各种结缔组织病（如系统性红斑狼疮、白塞病、韦格纳肉芽肿、风湿性关节炎）、血液系统疾病（如再生障碍性贫血、镰刀形红细胞病以及接受自体或异体骨髓移植者）、神经系统疾病（如多发性硬化等）患者需要服用环磷酰胺等化疗药物，同样面临着卵巢早衰的危险。

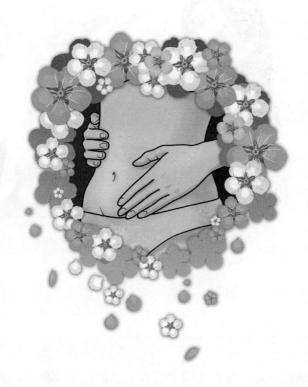

最近十余年间，癌症患者生育力保存的研究取得了长足的进步。在欧美国家，为癌症患者保存生育力正逐渐成为肿瘤治疗中的常规环节。其中，较为常用的技术有卵巢移位、卵细胞冷冻、性腺抑制药物及抗凋亡制剂、卵巢组织冷冻保存等方法。

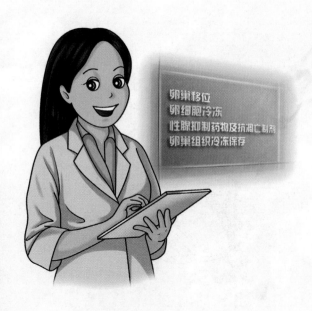

哪些女性适合进行生育力保存

目前，适合进行生育力保存的女性，主要包括需要手术或者放化疗的肿瘤患者，以及高龄未婚女性。

对于那些已经患有妇科肿瘤的高龄女性朋友，为了治病往往需要接受化疗或者放疗，在化疗过程中，当她们的头发开始一根根脱落，她们卵巢里的卵泡也在大批地凋亡和闭锁。放化疗对于女性生殖系统有不同程度的损伤，影响患者

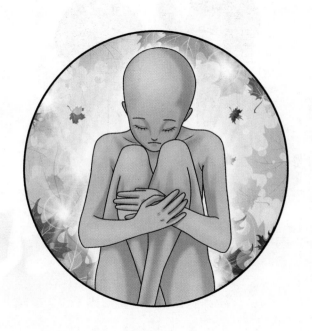

生育力。辅助生殖技术在肿瘤患者生育力保存中有着良好的应用前景。本领域未来发展方向包括：①强调多学科协作，及时应用辅助生育技术；②多种生育力保存方法联合运用；

③追踪治疗终点，总结大样本多中心临床资料，为生育力保存方案的制订寻找有力证据；④克服肿瘤患者生育力保存中的治疗矛盾。

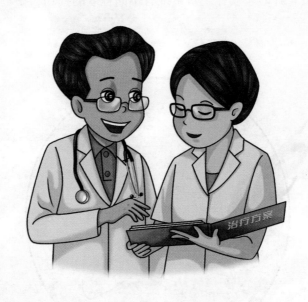

女性原始的生殖细胞在胎儿期就形成了，年龄越大，卵子受到的环境和污染的影响就越多，而且随着年龄的增长，卵巢功能也在逐渐退化，很容易导致卵细胞的染色体发生异常，这是女性正常的新陈代谢，没办法回避。

当下，人类仍未掌握让卵巢长生不老的切实可靠的技术。应对卵巢生理老化的唯一良方就是适时生育。而计划晚生育的女性朋友们，首先应该先想想，自己是否有"卵巢储

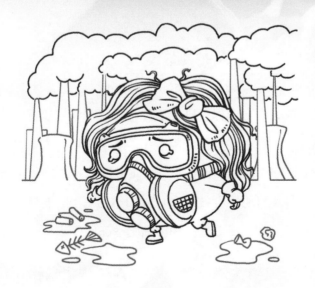

备先天不足"的迹象，而且应该到辅助生殖专科，接受经期的 B 超窦卵泡计数以及性激素检查。对于出现卵巢早衰的女性应及早地就诊妇科、内分泌疾病专科，寻找相关病因。

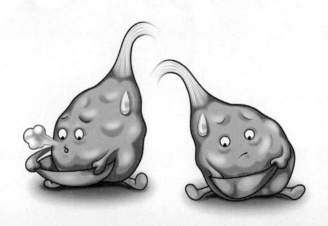

女性生育力保存的方法

目前，生育力保存已经成为不容忽视的聚焦点。不少专家指出，女性的生育能力随着年龄逐渐减退，尤其是卵细胞质量在 35 岁之后急剧下降，因此可以在合适的年龄进行保存。女性生育力保存技术，可以归纳为三类：胚胎的冷冻保存、卵巢组织的冷冻保存和卵细胞冷冻保存。

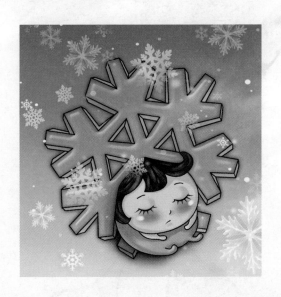

女性以冷冻胚胎来保存生育力，需要有丈夫的精子，体外受精形成数枚胚胎，再进行冷冻保存。一些癌症患者在化疗或放疗前，没有足够的时间进行卵巢刺激取卵，也可能尚未有配偶的精子可用。所以，以胚胎进行冷冻保存的技术措

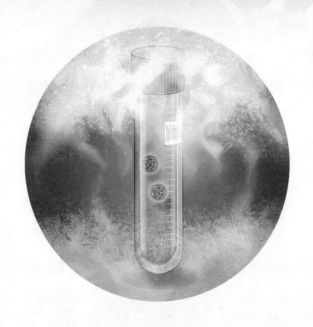

施，只能提供给一部分肿瘤患者作为保存生育力的方法。

对一些年幼、需要切除卵巢、不适合取卵的患者，可以进行卵巢组织的冷冻保存，将来把卵巢组织进行原位或异位移植，促使卵泡在体内发育生产卵细胞。到目前为止，全世界仅有 40 多例卵巢组织冷冻、解冻、移植、成功分娩的报道。但是如果卵巢组织已被癌细胞侵犯，冷冻、解冻、移植后就有癌细胞残留并传播的潜在危险。为了避免这种风险，很早以前，有人就提出把解冻后的卵巢组织进行体外培养，不植回体内。然而，人卵泡的生长需要漫长的生长发育时期（在体内需要 80～90 天），到目前为止，只有小鼠有体外培养卵泡使其生

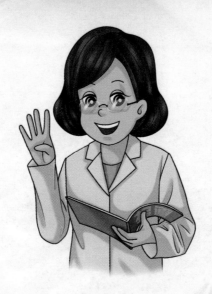

长、进而卵细胞体外成熟、体外受精、小鼠出生的报道，人类尚无成功先例。为此，卵巢组织的冷冻保存作为女性生育力保存方法，其有效性和安全性有待于进一步研究完善。

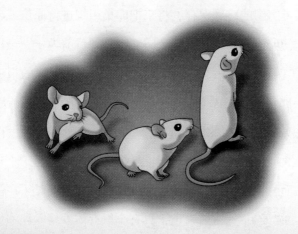

对成年女性来说，卵细胞冷冻保存是非常有效的生育力保存方法。随着卵细胞玻璃化冷冻、解冻技术的开发，现在卵细胞的冷冻可以像冷冻精子一样，具有较高的复苏率和妊娠率。到目前为止，全世界已有几千例甚至上万例冷冻卵细胞婴儿出生。然而，可能其中有一半甚至更多，是由冷冻年轻供卵者卵细胞出生的。虽然相应的卵细胞玻璃化冷冻技术需要完善，但是用卵细胞冷冻作为成年女性生育力保存的手段，是切实可行的办法，随着技术的改进，更高效的保存手段指日可待。

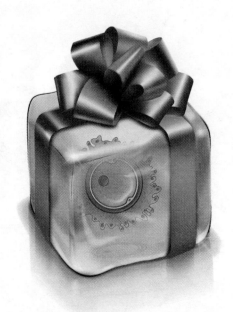

女性生育力保存的伦理学

生育力保存，主要依靠辅助生育技术。辅助生育技术为患不孕症的夫妇带来了希望，使他们能够享受生儿育女的权利，体验天伦之乐。但同时，这一技术改变了人类的自然生殖方式，使夫妻间不需要性行为就可以培育后代，用人工操作代替了性行为，这就切断了婚姻与生育的必然联系。应用辅助生育得到的孩子，理论上最多可有 5 个父亲 / 母亲，即遗传学母亲、孕育母亲、抚养母亲、遗传学父亲和抚养父亲。

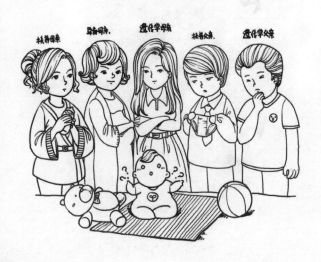

　　自 2001 年，我国卫生部制定和颁布了一系列法规，这些法规的颁布和实施，对严防辅助生殖技术商业化，引导中国辅助生殖技术沿着健康、实用的轨道发展起了重要作用。但是对于伦理的思考永远不是我们通过理论就可以全面覆盖的，每个患者都有其特殊的社会和知识背景，所涉及的伦理问题可能都需要单独开一场伦理讨论会才可能有结果。

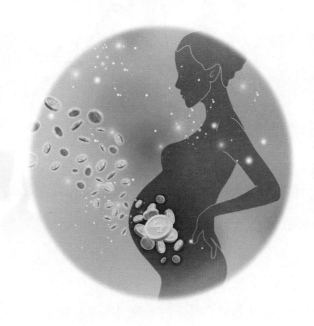

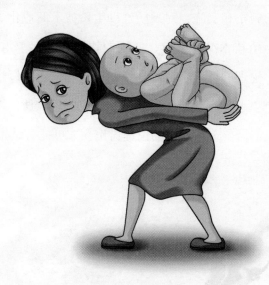

　　例如一个年逾 50 岁的女性需要接受供卵妊娠，技术上可以达到，但是当她的孩子还需要家长照顾的时候其生物学母亲可能已经老了或者出现了老年性疾病，同时也需要别人照顾，这样家庭就会出现很多问题，社会的负担也要加重。

　　伦理永远和法律相依而生，但总会有些法律无法给出指导的方面。因此如果有特殊的伦理问题，需要针对每个患者进行讨论，得到最好的社会、心理、身体治疗效果。

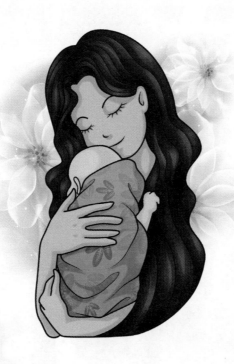

第二篇

影响女性生殖健康的常见疾病

月经稀发与闭经

　　月经紊乱是育龄女性就诊妇产科最常见的问题之一，由于月经周期与女性排卵密切相关，所以排卵功能障碍的女性最易发生月经稀发及闭经，也就是说经常不来月经的女性可能因为排卵功能不好，从而不易受孕。

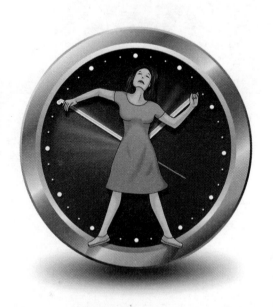

月经稀发是指月经周期后延，超过 35 天以上者（不超过 6 个月），可发生于有排卵的月经周期，也可发生于无排卵的月经周期。闭经是指停经超过 3 个月经周期或 6 个月以上无月经来潮，即月经的非正常停止。正常的闭经发生于青春期前、怀孕期、哺乳期以及绝经期。通常，这些引起正常闭经的因素通常不包括在闭经的诊断中，也叫生理性闭经。

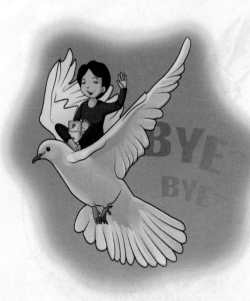

病因

根据闭经出现的时间不同，分为原发闭经和继发闭经。

原发性闭经是指女性到初潮年龄，却从未月经初潮。因为青春期以前的少女没有月经，所以诊断原发性闭经的年龄取决于第二性征出现与否。如果 14 岁以上的女性，未出

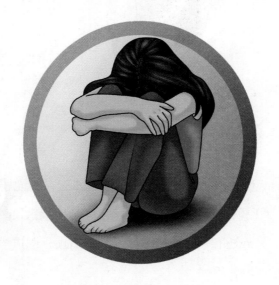

现第二性征、未初潮，即可诊断为原发性闭经。如果第二性征正常存在，年龄大于 16 岁未初潮，可诊断为原发性闭经。原发性闭经的原因复杂多样，而且大多是由于先天性发育异常导致的。最常见的原发闭经的原因包括：性腺发育障

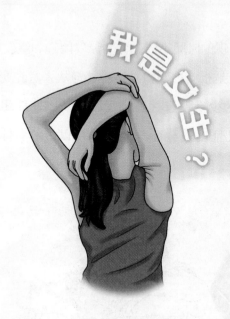

碍（约占 50%）；生殖器发育不全（例如先天性无子宫、无阴道）；下丘脑异常（可能由于运动或营养因素引起）；青春期延迟。另外还有一些病因包括处女膜闭锁、阴道横隔以及对性激素不敏感等。

继发性闭经指的是出现月经初潮后闭经，并且引发原因不是怀孕、哺乳或绝经。如果闭经时间达到既往 3 个月经周期或者 6 个月，可诊断为继发性闭经。继发闭经的原因常与月经稀发的病因重叠，是其病情更严重的表现。

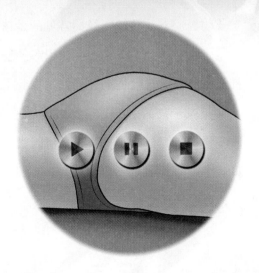

女性生殖系统的周期性变化是其重要的生理特点，而月经是该变化的重要标志。月经周期的调节是一个非常复杂的过程，主要涉及下丘脑 - 垂体 - 卵巢轴，并且可能受到全身因素的影响。因此，任一环节的异常，均可导致月经异常，

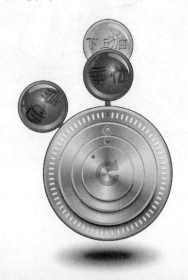

包括月经稀发及闭经。下丘脑性闭经最常见的是精神应激导致的，如过度紧张、精神打击等精神应激引起的反应，还有体重下降、神经性厌食、过度运动、药物等引起下丘脑功能异常。垂体、卵巢及子宫的病变，也都可能导致月经稀发，例如垂体瘤、多囊卵巢综合征等。其他全身因素也可能导致月经异常，如甲状腺功能异常，可能通过影响下丘脑 - 垂体 - 卵巢轴的调节，导致月经稀发。

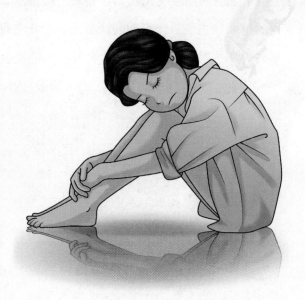

月经稀发与闭经的原因多种多样，而又有所重叠，判断病因是对患者进行诊断、治疗的基础，其中最常用的检查方法是性激素测定。

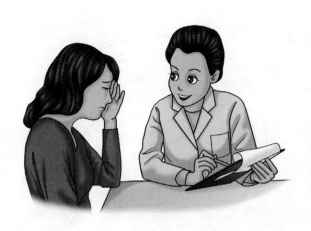

诊断

世界卫生组织（WHO）按照性激素测定的结果将闭经分为三种：①低促性腺激素型：指促性腺激素 FSH 和 LH 均 <5IU/L 的性腺功能减退者，提示病变环节在中枢（下丘脑或垂体）。②正常促性腺激素型：指促性腺激素 FSH 和 LH 水平正常，最常见的病因是多囊卵巢综合征；③高促性腺激素型：指促性腺激素 FSH≥30IU/L 的性腺功能减退者，提示病变环节在卵巢。根据以上分类方法，我们可以看出性激

素测定是诊断闭经的重要检查方法。基础内分泌激素测定一般选择在月经周期的第 2~4 天，抽取静脉血进行检测，为了保证化验监测的准确，取血前建议避免过渡劳累、精神刺激、应激、盆腔检查或性生活等。

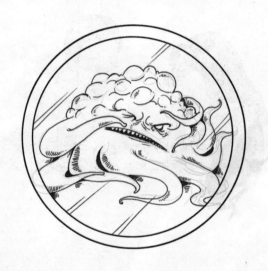

闭经的诊断需要激素实验实现。

1. 孕激素试验（progestational challenge） 肌内注射黄体酮 100 mg（每日 20 mg，连用 5 日，或 100 mg 一次注射）。停药后有撤退流血者表明体内有一定内源性雌激素水平，为 I 度闭经；停药后无撤退性流血者可能存在二种情况：①II 度闭经，内源性雌激素水平低落；②子宫病变所致闭经。

2. 雌激素试验　　每日口服己烯雌酚 1mg 或妊马雌酮 1.25 mg 或雌二醇 2 mg，共服 20 日。最后 5～7 日口服甲羟孕酮，每日 10 mg。停药后有撤退性流血者可排除子宫性闭经；无撤退性流血者则应再重复上述用药方法，停药仍无撤退性流血者可确定子宫性闭经。但如病史及妇科检查已排除子宫性闭经及下生殖道发育异常，此步骤可省略。

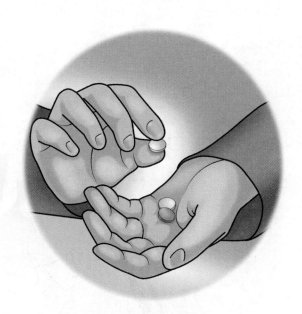

常见性激素测定结果的解读见下。

1. 催乳激素 (PRL) 的测定　血清 PRL 水平持续异常升高，大于 1.14 nmol/L(25 μg/L)。① PRL 升高者，测定 TSH。TSH 升高者，为甲状腺功能减退所致闭经。TSH 正常，PRL > 100 ng/ml 时应行头颅及蝶鞍部位磁共振成像（MRI）或 CT 以明确是否存在蝶鞍或蝶鞍以上部位肿瘤或空蝶鞍；MRI 对颅咽管肿瘤、蝶鞍肿瘤及肿瘤向蝶鞍以外部位延伸和空蝶鞍的检测优于 CT。② PRL 正常者，测定促性腺激素值。

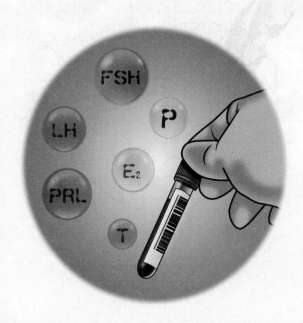

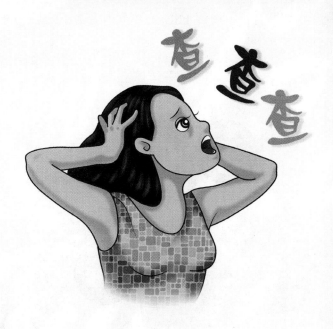

2. 促性腺激素测定

（1）孕激素试验阴性者：FSH＜5 IU/L 为低促性腺激素性腺功能减退，提示病变环节在下丘脑或垂体。FSH＞30 IU/L 为高促性腺激素性腺功能减退，提示病变环节在卵巢，应行染色体检查，明确遗传学病因。

（2）孕激素试验阳性者：LH＞FSH且LH/FSH＞3时提示多囊卵巢综合征。LH、FSH正常范围者为下丘脑功能失调性闭经。

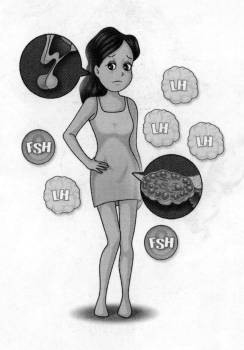

3.垂体兴奋试验 又称GnRH刺激试验。通过静脉注射GnRH测定LH和FSH，以了解垂体LH和FSH对GnRH的反应性。将戈那瑞林25 μg溶于生理盐水2 ml，在静息状态下经肘静脉快速推入，注入后30分钟、90分钟采血测定LH和FSH。临床意义：①LH正常反应型：注入后30分钟LH

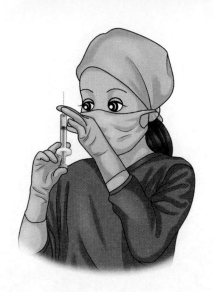

高峰值比基值升高 2～4 倍；② LH 无反应或低弱反应：注入后 30 分钟 LH 值无变化或上升不足 2 倍，提示垂体功能减退。如希恩综合征、垂体手术或放射线严重破坏正常组织时；③ LH 反应亢进型：30 分钟时 LH 高峰值比基值升高 4 倍以上，此时需测定 FSH 反应型以鉴别多囊卵巢综合征与卵巢储备功能降低两种不同的生殖内分泌失调。多囊卵巢综合征时 LH 反应亢进，但 FSH 反应低下；30 分钟，90 分钟 FSH 峰值＜10 IU/L。卵巢储备功能降低（卵巢功能衰退）时 LH、FSH 反应均亢进；30 分钟、90 分钟 FSH 峰值＞20 IU/L。

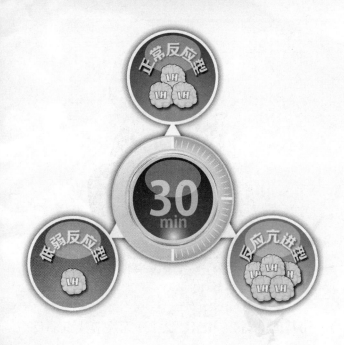

4.其他激素测定　肥胖或临床上存在多毛、痤疮等高雄激素体征时需测定胰岛素、雄激素（血睾酮、硫酸脱氧表雄酮、尿17-酮等）和17-羟孕酮，以确定是否存在胰岛素拮抗、高雄激素血症或先天性21-羟化酶缺陷所致的青春期延迟或闭经。必要时还应行卵巢和肾上腺超声或MRI检查以排除肿瘤。

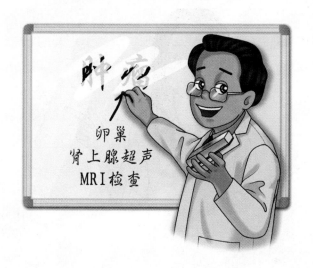

主要处理原则

确定月经稀发或闭经的病因后，要根据发病原因进行个体化对因治疗，具体治疗方法详见各种疾病相关的治疗方法。闭经的总体治疗原则是保护子宫内膜、恢复月经周期，根据生育要求酌情行促排卵治疗。

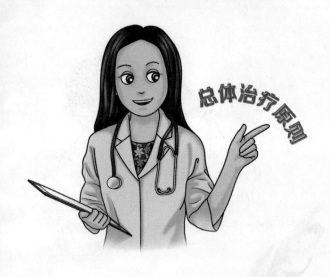

总体治疗原则

（一）多囊卵巢综合征引起的月经稀发或闭经

月经稀发或闭经最常见的原因是多囊卵巢综合征（PCOS），治疗的主要目的是调整月经周期，治疗高雄激素血症与胰岛素抵抗，如果有生育要求的可行促排卵治疗。在接受药物治疗的同时，首先要调整生活方式，如规律作息、控制饮食、锻炼以及戒烟、戒酒。不孕症治疗前减重，有利于提高促排卵治疗的有效性，体重减轻 5%～10% 有一定的临床意义。

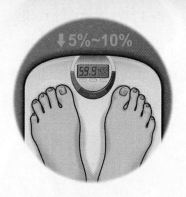

1.保护子宫内膜 多采用孕激素撤退性出血，肌内注射黄体酮 20 mg/d，或甲羟孕酮 10 mg/d，或黄体酮胶囊 200 mg/d，或地屈孕酮 20 mg/d，根据闭经时间，连用 5 ~ 10 日。应该注意的是用药应在医生指导下使用，以防用药不当、治疗效果不佳或出现大量出血导致贫血。

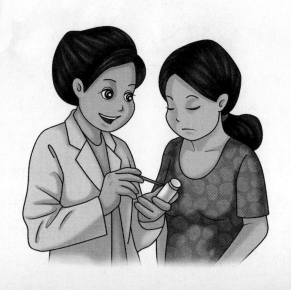

2. 调整月经、纠正高雄激素血症周期　最常用的药物是口服避孕药。最常用的治疗方法是应用雌、孕激素续贯治疗和口服避孕药，调整月经周期的治疗可以帮助恢复正常的下丘脑-垂体-卵巢轴功能，患者可能在停药后仍然保持正常的月经来潮。

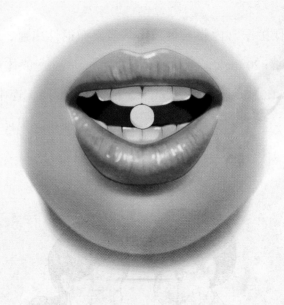

（1）雌孕激素续贯治疗：是模拟正常月经周期建立子宫内膜的周期性变化，一般采用戊酸雌二醇 / 17ß- 雌二醇 1 ~ 3 mg/d，连续 21 ~ 28 天，后 10 天联合应用孕激素治疗（药量同孕激素撤退性出血）。

（2）口服避孕药治疗：可以调整月经周期，纠正高雄激素血症，改善子宫内膜状态，预防子宫内膜癌的发生。多于月经期或黄体酮撤退性出血后 3 天开始，每天 1 片，连续 21 天，依治疗目的连续应用 3~6 周期。口服避孕药副作用罕见，长期使用者建议每半年做一次乳房和子宫内膜厚度的检查，如出现偏头痛和发作频繁的头痛、突发的视觉或听觉障碍、血栓性静脉炎或血栓栓塞性疾病应立即停药。

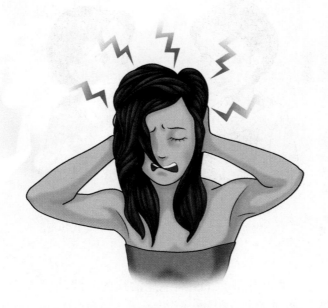

3.胰岛素抵抗的治疗　如果多囊卵巢综合征的女性合并了肥胖或胰岛素抵抗，可以采用二甲双胍治疗。它是一种口服的降糖药，常见的副作用是胃肠道反应，进餐时一同服用可以减轻这些副作用。

4.促排卵治疗　对于有生育要求的女性，在以上治疗、恢复月经周期的基础上，还需要帮助她们恢复排卵，常用的方法为药物治疗，有些则需要接受手术。

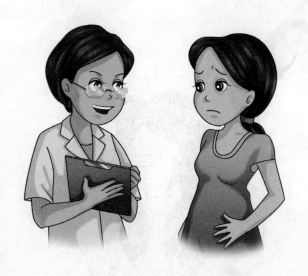

（1）氯米芬是 PCOS 不孕症治疗的一线治疗方法，用药方法是在自然周期月经来后或孕激素撤退出血后开始，即从周期的第 2～5 天开始，用药 5 天，起始剂量通常是50～150 mg/d。

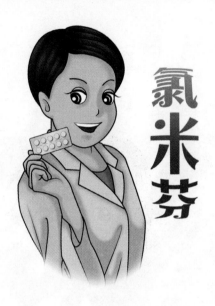

（2）促性腺激素：这个药物和我们平时说的"激素"不一样，不会引起发胖，人绝经促性腺素（human menopausal gonadotropin，hMG）可以单独用来促排卵；也可以联合应用氯米芬，B 超监测主导卵泡达平均直径 18~20 mm 时，联合用人绒毛膜促性腺激素（hCG）诱发排卵，并指导同房时间，注意如果有 3 个以上主导卵泡应停止治疗，防止多胎和卵巢过度刺激综合征的发生。

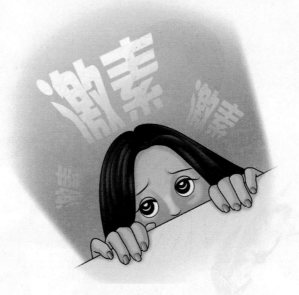

（3）腹腔镜下卵巢打孔：通过破坏产生雄激素的卵巢间质来调整体内激素水平。

5.体外受精-胚胎移植：也就是通常说的"试管婴儿"，对于难治性性的 PCOS 不孕患者（6 个月以上标准的促排卵周期治疗后有排卵但仍未妊娠的 PCOS 患者，或多种药物促排卵治疗及辅助治疗无排卵并亟待妊娠的人群）。

（二）高催乳素血症引起的月经稀发或闭经

高催乳素血症也是月经稀发或闭经的另一个常见原因，口服药物溴隐亭是治疗高催乳素血症的有效治疗手段，该药物可长期应用，目前认为该药物对妊娠是安全的，但大多数人还是主张一旦妊娠，应该考虑停药。如果分泌催乳素的垂体瘤较大，出现压迫症状或药物治疗无效时，需考虑手术治疗，切除肿瘤。

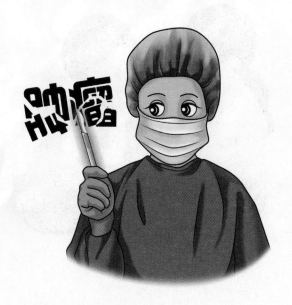

（三）卵巢功能衰退或卵巢早衰引起的月经稀发或闭经

卵巢功能减退或卵巢早衰引起的月经改变，最重要的治疗就是雌激素、孕激素替代治疗缓解症状、预防远期并发症

（骨质疏松、心血管疾病，早老性痴呆等）、防止子宫萎缩（为赠卵胚胎移植做准备），同时进行心理治疗，改变观念，对于未生育的妇女，不要盲目期待可遇而不可求的卵巢功能的恢复甚至妊娠，应在观念和经济都接受的合适的时机接受赠卵胚胎移植助孕。

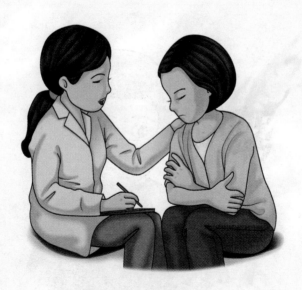

高催乳素血症

　　闭经-溢乳综合征是指以泌乳和闭经为主要临床特征的病理状态，严格地说，它并不是一种病，而是可以由不同疾病引起、但具有共同临床特征的症候群，实验室检查主要异常为催乳素水平升高。

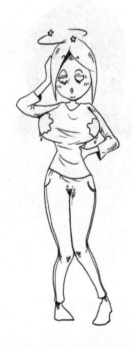

　　催乳素的分泌受多种因素的影响，其升高主要是由于垂体部位的肿瘤造成，其次下丘脑及邻近部位的疾病，如脑炎、颅咽瘤、松果体瘤、下丘脑部分性梗死等，都能造成下丘脑产生的催乳素抑制因子减少，或者催乳素释放因子增加而产生高催乳素水平。另外，神经刺激、药物因素、原发性甲状腺功能减退、甲状腺功能亢进、肾功能不全、支气管癌等疾病，也可引起催乳素升高。

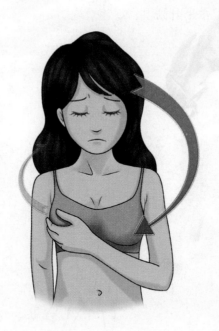

　　高催乳素血症是以催乳素（PRL）升高（≥25 ng/ml）、闭经、溢乳、无排卵和不孕为特征的综合征。

　　在诊断高催乳素血症时除了对停经、溢乳病因、表现等进行病史询问外，还应查体，注意有无肢端肥大、黏液性水肿等征象；妇科检查了解生殖器官有无萎缩和器质性病变；乳房检查注意大小、形态，有无包块、炎症性溢乳（双手轻挤压乳房），以及溢出物性状和数量。

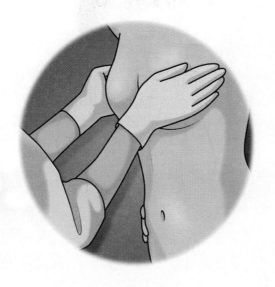

　　对于闭经 - 溢乳综合征患者，首先应明确原因，并对因治疗。在除外了器质性病变后，可考虑口服多巴胺受体激动剂（溴隐亭）以改善症状及内分泌轴的异常状态。如果患者有生育要求，在溴隐亭治疗的基础上可采用药物促排卵治疗。对于巨腺瘤出现压迫症状者，以及抗肿瘤药、溴隐亭治疗无效者，应考虑神经外科手术治疗。手术、药物无效的非功能性腺瘤，可考虑局部放射治疗。

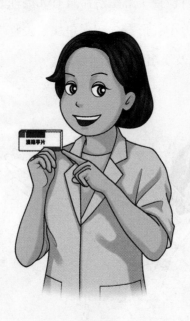

多囊卵巢综合征

多囊卵巢综合征（PCOS）是一种以高雄激素血症、排卵障碍以及卵巢多囊样改变为特征的疾病。1935年Stein和Leventhal首次报道，故又称Stein–Leventhal综合征。PCOS在青春期及育龄期妇女中发生率为5%～10%，无排卵性不孕妇女中约为75%，多毛妇女中可高达85%以上，我国人群PCOS的患病率为5.6%。

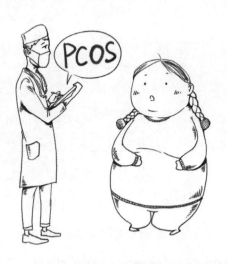

　　目前病因尚不十分清楚，主要与遗传学因素和环境因素相关。部分 PCOS 患者存在明显的家族聚集性，主要以常染色体显性遗传方式遗传。宫内环境影响成年个体内分泌状态，青春期体重增长快、体质指数（BMI）偏大的女性常发生 PCOS。

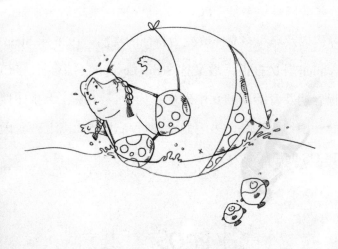

　　PCOS 的发病机制复杂，涉及内分泌、代谢和遗传等很多方面，是一组有高度异质性的内分泌与代谢紊乱临床症候群，不同患者的病理生理特征差异较大。主要表现为以下几方面：

　　1. 雄激素过多　女性体内的雄激素主要有睾酮（testosterone，T）、雄烯二酮（androstendione，A）、脱氢表雄酮（dehydroepiandrosterone，DHEA）等。PCOS 患者的卵泡膜细胞的 P450c 17α- 羟化酶活性异常增高，卵泡膜细胞上的甾体激素合成系统存在某种缺陷，肝性激素结合球蛋白合成减少，导致 PCOS 患者的高雄激素血症。

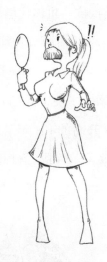

2.胰岛素抵抗　指外周组织对胰岛素敏感性降低，使胰岛素的生物效能低于正常。胰岛素通过细胞内信号转导途

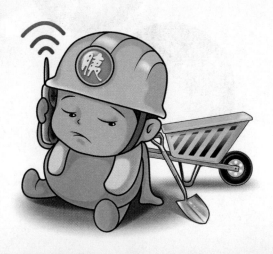

径发挥对卵巢的作用，包括调节葡萄糖代谢的促代谢途径
和引起卵巢细胞分裂增殖作用的促分裂途径。40%～60% 的
PCOS 患者存在胰岛素抵抗，机体代偿性形成高胰岛素血症。

3. 下丘脑 - 垂体 - 卵巢轴调节功能紊乱　PCOS 患者的
雄激素过多，其中的雄烯二酮在外周脂肪组织转化为雌酮，
外周循环失调的雌激素水平使下丘脑 GnRH 脉冲分泌亢进，
使垂体分泌过量 LH，升高的 LH 刺激卵巢卵泡膜细胞和间
质细胞产生过量的雄激素，形成"恶性循环"。

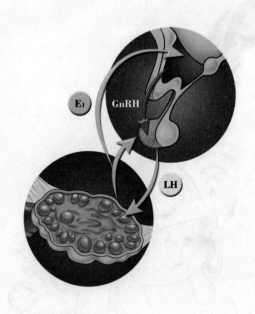

4.肾上腺和卵巢酶的功能异常、瘦素、肥胖、遗传因素等对 PCOS 发病机制的影响仍不清楚。

PCOS 的主要临床表现包括月经失调（月经稀发、经量少或闭经）、不孕、多毛、痤疮、肥胖等。

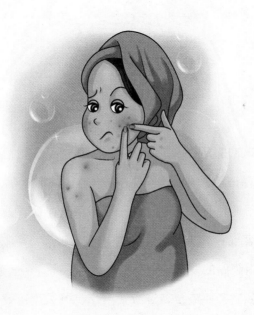

2003 年欧洲人类生殖及胚胎学会与美国生殖医学协会鹿特丹专家会议推荐多囊卵巢综合征的诊断标准为月经稀发或闭经、高雄激素血症以及超声检查诊断多囊卵巢三项指标中任何 2 项。中华医学会妇产科分会推荐采用鹿特丹专家会议推荐的标准。

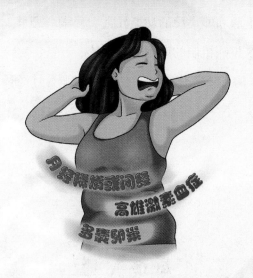

诊断 PCOS，首先需要调整生活方式。主要指控制体重和增加体育锻炼。可采用口服避孕药和孕激素后半周期疗法，有助于调整月经周期，纠正高雄激素血症，改善高雄激素的临床表现；其周期性撤退性出血可改善子宫内膜状态，预防子宫内膜癌的发生。

对于多毛、痤疮及高雄激素治疗，可采用短效口服避孕药，首选复方醋酸环丙孕酮。痤疮治疗需用药 3 个月，多毛治疗需用药 6 个月，但停药后高雄激素症状将恢复。

存在胰岛素抵抗者，可采用二甲双胍治疗。二甲双胍可增强周围组织对葡萄糖的摄入，抑制肝糖产生并在受体后水平增强胰岛素敏感性，减少餐后胰岛素分泌，改善胰岛素抵抗。用法：初起可每次 250 mg，每日 2 次或 3 次，2～3 周

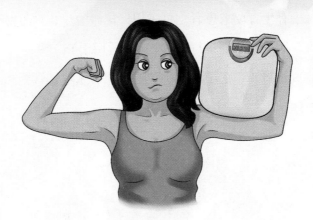

后可根据病情调整用量至每次 500 mg，3～6 个月复诊，了解月经和排卵恢复情况，有无不良反应，复查血胰岛素。二甲双胍最常见的是胃肠道反应，餐中用药可减轻反应。严重的副作用可能发生肾功能损害和乳酸性酸中毒，需定期复查肾功能。

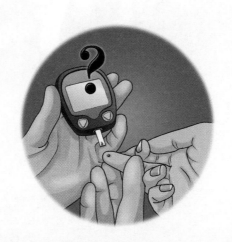

　　对于有生育要求患者，可采用促排卵治疗；对药物反应差的人，腹腔镜下卵巢打孔术（主要适用于 BMI ≤ 34 kg/m^2，LH ＞ 10 mIU/ml，游离睾酮高者）；必要时采取试管婴儿技术助孕治疗。

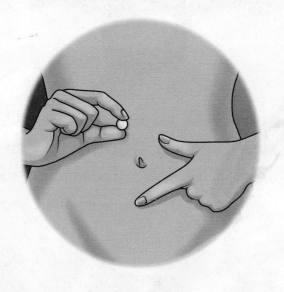

卵巢早衰

卵巢早衰（premature ovarian failure，POF）是指卵巢功能衰竭所导致的 40 岁之前即闭经的现象。特点是原发或继发闭经伴随血促性腺激素水平升高和雌激素水平降低，并伴有不同程度的一系列低雌激素症状，如潮热多汗、面部潮红、性欲低下等。不孕是这类患者的最主要问题。

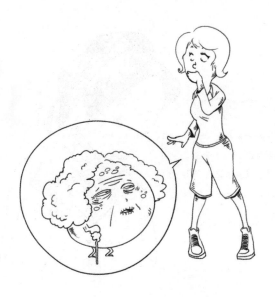

妇女的平均自然绝经年龄为 50～52 岁，绝经年龄存在着种族和地区分布的差异，但其绝对值相差不大。Coulam 等总结 1858 例妇女的自然闭经情况，小于 40 岁的 POF 发生率为 1%，小于 30 岁的 POF 发生率为 1‰。原发闭经中 POF 占 10%～28%，继发闭经中 POF 占 4%～18%。研究发现北京地区妇女 POF 发生率为 1.8%。

目前全世界公认的卵巢早衰的诊断标准为：①年龄＜40 岁。②闭经时间≥6 个月。③两次（间隔 1 个月以上）血 FSH＞40 mIU/ml。

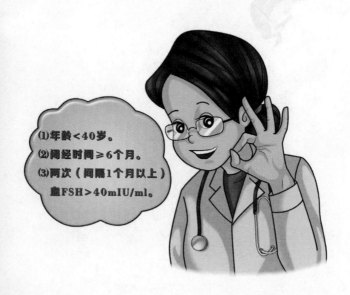

卵巢手术史、肿瘤的放化疗史是引起卵巢衰竭的重要医源性因素。病毒感染史也是引起卵巢衰竭的少见的原因之一，特别是流行性腮腺炎和艾滋病史。由于 POF 可能与自身免疫相关，所以需询问家族或本人有无自身免疫性疾病史，如艾迪生病（肾上腺皮质功能不全）、甲状腺疾病、糖尿病、红斑狼疮、类风湿性关节炎、白癜风和克罗恩病等。

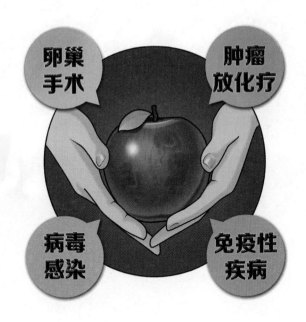

治疗可以选择激素替代疗法，外源性补充雌激素，防止不适症状，降低骨质疏松等并发症发生率。如有生育要求可考虑赠卵体外受精胚胎移植助孕。

复发性流产

病因

复发性流产病因复杂，能够识别病因的仅占 50%，主要包括染色体异常、母体生殖道异常、母体内分泌异常、免疫功能异常、生殖道感染、宫颈功能不全及血栓形成倾向等。

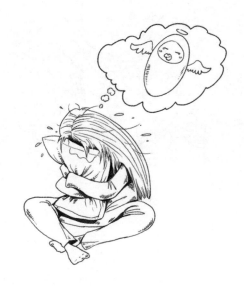

（一）染色体异常

包括夫妻染色体异常和胚胎染色体异常。常见的夫妇染色体异常为平衡易位、罗伯逊易位等。胚胎染色体异常中三倍体最多，其次为多倍体、X 单体、常染色体单体、染色体平衡易位、缺失、嵌合体、倒置、重叠等。复发性流产夫妇染色体异常的发生率为 4%，而正常人群为 0.2%，其中母源与父源之比为 3：1。单次自然流产中胚胎染色体异常为主要原因，而复发性流产胚胎染色体异常并非主要原因，随流产次数的增加胚胎染色体异常发生率减少。

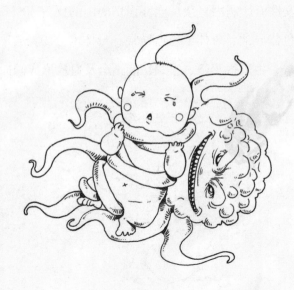

（二）母体内分泌失调

1. 黄体功能不全　占 23%～60%，基础体温双相型，但高温相小于 11 日，或高低温差小于 0.3℃，子宫内膜活检示分泌反应至少落后 2 日，黄体期孕酮低于 15 ng/ml 引起妊娠

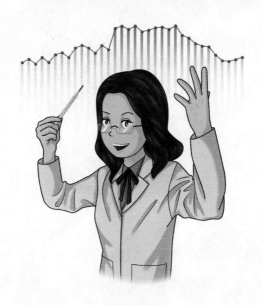

蜕膜反应不良，2～3个周期黄体功能检测显示不足，方可纳入诊断，黄体功能不全影响孕卵着床。

2.多囊卵巢综合征　复发性自然流产患者中，多囊卵巢综合征的发生率为58%。高浓度的促黄体生成素，高雄激素和高胰岛素血症降低了卵子质量和子宫内膜容受性。

3.高催乳素血症　黄体细胞存在催乳素受体，高催乳素抑制颗粒细胞黄素化及类固醇激素，导致黄体功能不全和卵子质量下降。催乳素还可减少早期人类胎盘绒毛膜促性腺激素的分泌。

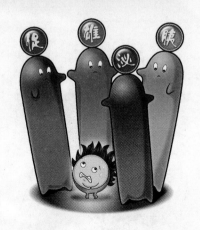

4.糖尿病　亚临床或控制满意的糖尿病不会导致复发性流产，未经控制的胰岛素依赖型糖尿病自然流产率增加。

5.甲状腺疾病　甲状腺功能减退与复发性自然流产相关，而且认为复发性自然流产与甲状腺抗体的存在相关。

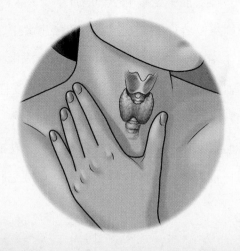

（三）母体生殖道的异常

1. 子宫畸形　15%～20% 复发性流产与子宫畸形相关。包括单角子宫、双角子宫、双子宫及子宫纵隔等，其中子宫不全纵隔相关性最显著。纵隔部位内膜发育不良，对甾体激素不敏感，血液供应差。

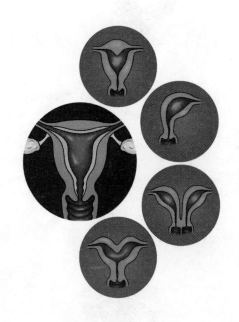

2. Asherman 综合征（宫腔粘连综合征）　宫腔体积缩小，内膜发育不良，对甾体激素应答下降。

3. 宫颈功能不全　引起晚期流产和早产，占复发性流产的 8%。宫颈功能不全是指：孕期出现无痛性的宫颈管消失，宫口扩张。非孕期 8 号 Hagar 扩张棒无阻力通过宫颈内口。

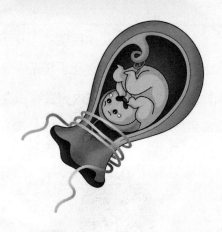

4.子宫肌瘤　黏膜下肌瘤及大于5 cm肌间肌瘤与复发性流产有关。

（四）生殖道感染

有0.5%～5%的复发性流产与感染相关。细菌性阴道病患者妊娠晚期流产及早产发生率升高；沙眼衣原体、解脲支原体造成子宫内膜炎或宫颈管炎可致流产。

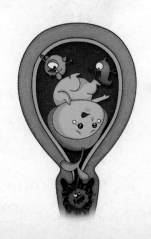

（五）免疫功能异常

1. 自身免疫　抗磷脂抗体综合征（antiphospholipid antibody syndrome，APS）：抗磷脂抗体阳性伴血栓形成或病理妊娠的一组临床征象。因为抗磷脂抗体激活血管内皮和血小板等多种途径导致血栓栓塞，也可损伤滋养叶细胞。APS的特征为具有至少一个符合临床和实验室标准的征象。临床

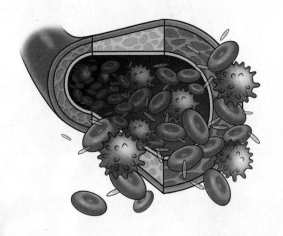

标准为：①1 次或多次确诊的血栓，包括静脉、动脉和小的血管的血栓；②妊娠并发症包括 3 次或以上小于 10 周的妊娠丢失；③1 次或 1 次以上的大于 10 孕周的胎儿死亡或至少一次由于先兆子痫或胎盘功能不全所致的早产。实验室标准：抗心磷脂抗体（IgG 或 IgM）中度以上水平或狼疮抗凝因子及 β_2 糖蛋白 -1 抗体阳性。以上 3 项化验间隔 6 周至少重复 2 次。

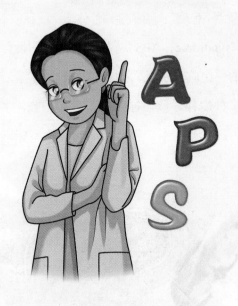

2.同种免疫　妊娠是成功的半同种移植过程，孕妇由于自身免疫系统产生一系列的适应性变化，从而对宫内胚胎移植物表现出免疫耐受，而不发生排斥反应。如果免疫调节和抑制细胞失衡，如滋养细胞膜 HLA—G 表达异常，NK 细胞亚群平衡失调，Thl/Th2 平衡失调，保护性抗体和 (或) 封闭抗体异常，巨噬细胞分泌的细胞因子异常，母体对胚胎父系抗原识别异常而产生免疫低反应性，导致母体封闭抗体或保护性抗体缺乏、免疫排斥反应，流产发生。

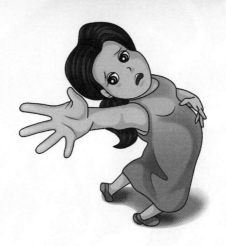

（六）遗传性血栓形成倾向

遗传性血栓形成倾向（inherited thrombophilia）：factor V Leiden 基因突变和亚甲基四氢叶酸还原酶基因表达异常，蛋白 S、蛋白 C 缺乏，导致血栓形成倾向，影响胎盘的发育和功能。

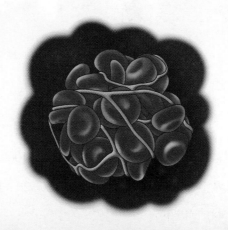

（七）其他因素

不健康生活方式与流产相关。有学者报道，每天吸烟超过 14 支的女性，流产风险较对照组增加 2 倍。酗酒、过量饮用咖啡因以及环境因素如有机溶剂和毒物等的影响。肥胖与早期流产与复发性流产相关。

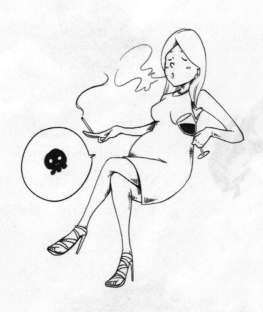

诊断

连续发生 2 次或 2 次以上的自然流产者称为复发性流产。流产是指妊娠 28 周以前终止、胎儿体重在 1000 克以下者。1977 年，世界卫生组织将流产定义为妊娠 20 周以前终止、胎儿体重在 500 克以下者。

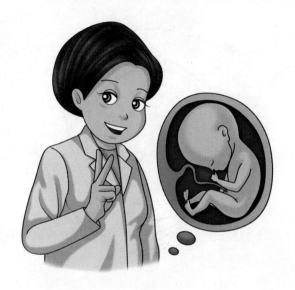

　　关于复发性流产定义的争议包括自然流产的次数、是否连续发生、既往有无活婴分娩以及流产发生的时间。连续 2 次及 2 次以上自然流产的发生率为 5%，连续 3 次及 3 次以上自然流产的发生率为 0.5%～3%。发生在 12 周以前的流产定义为早期流产，妊娠 12 周至不足 28 周的流产定义为晚期流产。其中原发性复发性流产指在复发性流产发生前无足月活胎分娩史，继发性复发性流产指在复发性流产前有足月活胎分娩史。

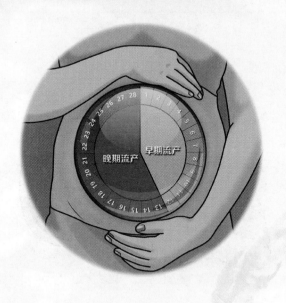

病因诊断

（1）病史：①流产史：流产的月份、特点、形式等；②月经史；③感染史；④与甲状腺功能、催乳素、糖代谢、高雄激素血症等内分泌异常相关的病史；⑤个人和家族血栓史；⑥与抗磷脂抗体综合征相关的特征；⑦其他自身免疫性疾病史；⑧生活方式：主要是吸烟、酗酒、过量咖啡因及孕期用药史；⑨家族史，产科并发症史，与胎儿丢失相关的综合征史；⑩过去的诊断和治疗史。

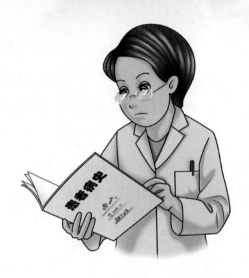

（2）体格检查：①常规全身一般情况检查：有无肥胖，多毛，甲状腺检查，有无溢乳等；②盆腔检查，特别是有无生殖道畸形和感染等。

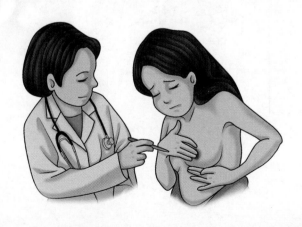

（3）辅助检查：①输卵管造影、宫腔镜、超声检查；②夫妇双方染色体筛查；③女方血性激素六项，甲状腺激素及其自身抗体，血糖及胰岛素抵抗检查；④抗心磷脂抗体或狼疮抗凝因子，抗 β_2 糖蛋白-1抗体的检测；⑤同型半胱氨酸；⑥ factor V Leiden mutation，蛋白 S、蛋白 C 检查；⑦血常规及其凝血因子检查；⑧血小板聚集度检查；⑨双方血型检查；⑩卵巢储备功能检查；⑪男方精液检查。

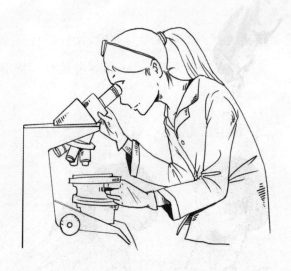

治疗

应针对不同病因，选择不同治疗方法。

1. 移植前遗传学诊断（preimplantation genetic diagnosis，PGD） 应用于夫妇染色体存在问题的患者，如夫妇的平衡易位和罗伯逊易位等。

2. 黄体功能不全的治疗　应用氯米芬、hMG 促进卵泡发育；或自然周期监测排卵后加用黄体酮进行黄体支持。

3. 多囊卵巢综合征治疗　控制体重，口服二甲双胍，孕期黄体支持。

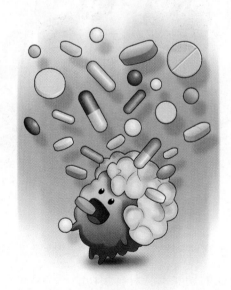

4.维持正常的甲状腺功能　甲状腺功能减退者应用甲状腺片，对于甲状腺激素正常但甲状腺抗体阳性者妊娠期间应用甲状腺激素有争议。

5.高催乳素血症治疗　溴隐停，初始剂量 1.25 mg，每晚睡前服用，逐渐加量可增加到 2.5 mg，每日 1 次或 2 次，若未达到剂量可进一步增加。药物治疗维持有效低剂量。妊娠期应用有争议。

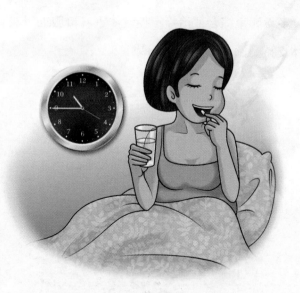

6.矫正子宫解剖异常　子宫纵隔切除术，子宫粘连松解术，黏膜下肌瘤剔除术。对宫颈功能不全者可选择宫颈环扎术治疗。

7.抗磷脂抗体综合征的治疗　文献报道指出口服阿司匹林和（或）联合小剂量泼尼松治疗有一定效果，也有报道联合小剂量肝素治疗。对于有遗传性血栓倾向患者，如对亚甲基四氢叶酸还原酶基因表达异常所致的高半胱氨酸血症患者补充叶酸、维生素 B_6 和 B_{12}，如 factor V Leiden 基因突变、蛋白 S 或蛋白 C 缺乏者，孕期可考虑应用肝素抗凝治疗。

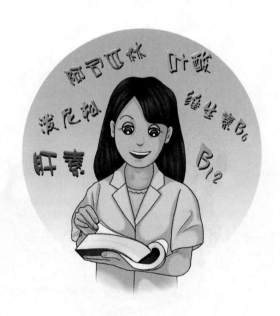

8.不明原因复发性流产患者 排除上述各种原因，同时符合复发性流产诊断的患者成为原因不明复发性流产。其治疗方法主要包括主动免疫和被动免疫治疗。

（1）主动免疫：可采用丈夫或健康无关第三者个体淋巴细胞。孕前做四次，每2周做一次，鼓励患者6个月内怀孕，怀孕后再加强两次。主动免疫治疗成功率约65%。免疫治疗副作用：患者接受治疗后，注射局部（前臂）可能会有色素沉着、瘙痒或硬结，均为正常反应，数月后可自行消失。目前免疫治疗还存在争议。

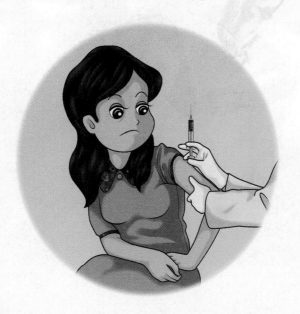

（2）被动免疫：免疫球蛋白注射。

9.精神心理支持和孕期咨询　精神心理支持可使患者心情放松，同样可以调节内分泌轴和患者的免疫状态，对妊娠有很大益处。

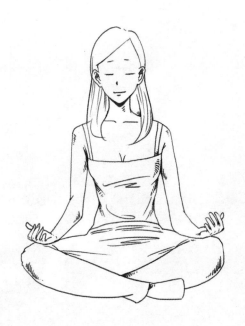

经前期综合征 / 经前期焦虑障碍

经前期综合征（premenstrual syndrome，PMS）是指在经前反复发生的涉及躯体和精神（情感、行为）两方面的症候群，包括烦躁、抑郁、疲劳，伴有腹部及四肢水肿、乳房胀痛、头痛等，并且影响了妇女日常生活和工作。经前综合征容易发生在 30～40 岁生育过的妇女，90% 的女性有周期性月经的妇女经前有生理改变，80% PMS 发生在生育年龄妇女，发病率为 2.5%～5%。大约 20% 的妇女因经前综合征需

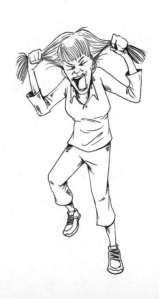

要寻求医师的帮助。近 10 年 PMS 的病因研究已深入到激素与应激反应，激素与神经递质的相互作用，对阐明 PMS 病因和病理生理起重要作用。

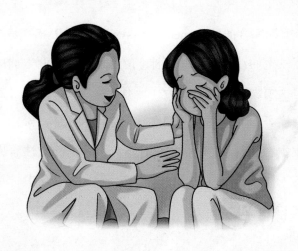

发病原因尚不清楚，与环境压力、个人的精神心理特征、中枢神经递质与卵巢甾体激素的相互作用以及前列腺素水平的变化有关。许多妇女在经前期所表现出的烦躁、抑郁等不稳定的紧张情绪，表明精神神经因素在 PMS 的发病中有重大意义，并与其严重程度相关。有关 PMS 病因和病理生理的研究涉及环境、激素、脑神经递质系统之间的相互作用。

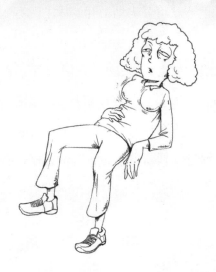

症状

典型的 PMS 症状常在经前 7 ~ 10 天开始，逐渐加重，至月经前最后 2 ~ 3 天最为严重，经潮开始后 4 天内症状消失。另有一种不常见的情况，即月经周期中存在两个不相连接的严重症状期，一是在排卵前后，然后经历一段无症状期，于月经前一周再出现症状，为 PMS 的特殊类型。

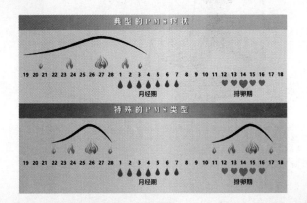

PMS 的症状可分为精神和躯体二大类。

1. 精神症状　包括焦虑和抑郁。精神紧张，情绪波动，易怒，急躁、失去耐心，微细琐事就可引起感情冲动乃至争吵、哭闹，不能自制。或没精打采，抑郁不乐，情绪淡漠，爱孤居独处，不愿与人交往和参加社会活动，失眠，注意力不集中，健忘，判断力减弱，害怕失控，有时精神错乱、偏执妄想，产生自杀念头。

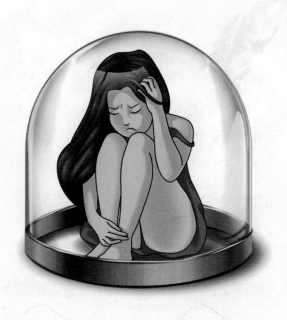

2.躯体症状　包括水钠潴留、疼痛和低血糖症状。如手、足、眼睑水肿，感觉乳房胀痛及腹部胀满，少数患者体重增加，也可有头痛、乳房胀痛、盆腔痛、肠痉挛等全身各处疼痛症状。

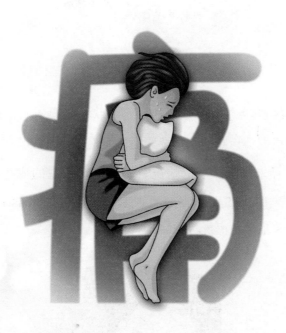

大多数妇女 PMS 有多种症状。严重的 PMS 均有精神症状，其中焦虑症状居多，占 70%～100%。60% 的 PMS 患者有乳房胀痛或体重增加的主诉；45%～50% 的患者有低血糖症状；约 35% 患者有抑郁症状，该组患者因有自杀意识，对生命有潜在威胁。

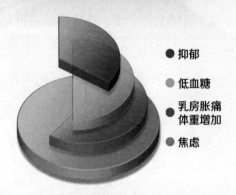

- ● 抑郁
- ● 低血糖
- ● 乳房胀痛
  体重增加
- ● 焦虑

诊断

PMS 既没有能供诊断的特定症状，也没有特殊的实验室诊断指标。诊断的基本要素是确定经前出现症状的严重性以及月经来潮后缓解的情况，不在经前发生的症状不属于 PMS。严重 PMS 是根据对患者工作、社交和日常活动等方面能力受损的程度进行判断。

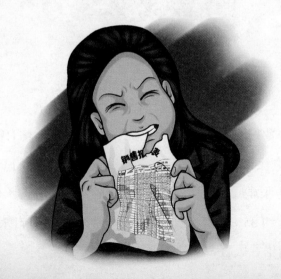

170

根据病史，建立症状日记表，每天记录症状，至少连续记录 3 个周期。对 PMS 的主要症状进行评分，这是一种患者对自身症状的主观报告，医师则根据"黄体期评分"和"卵泡期评分"作出诊断。体格检查有助于鉴别一些有类似症状的器质性病变，黄体期体格检查能发现乳房触痛。

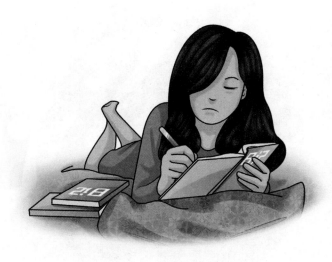

治疗

由于 PMS 的临床表现多样化，严重性不一，因此不可能一种治疗方法解决所有症状。临床医师必须根据该症的病理生理和精神社会学特点，设计个体化治疗方案以达到最大疗效。包括情感支持、饮食和行为训练及宣教等。

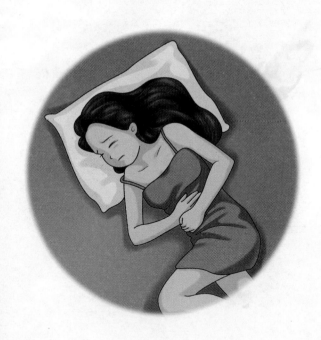

由于 PMS 病因不清，目前治疗仍完全凭经验进行。对轻症患者，倾听患者叙述和了解问题对于治疗是有帮助的。许多妇女仅仅需要将问题向有同情心的医生倾诉。关于这些情况的生理学基础的教育和解释能够减轻失望和焦虑。然而，大多数找到医生的妇女还需要更多的帮助。瑜伽、催眠、音乐疗法、顺势疗法、针灸、自助等，对许多患者有益。在月经周期的后半段进行有氧体育锻炼是有效的。运动可以增加内啡肽产物，而且似乎具有一种"提高情绪"的作用。运动可以改善症状，因为运动可使妇女暂时脱离紧张的家庭环

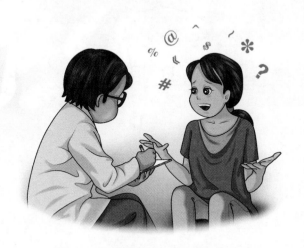

境。许多妇女喜欢以自助的形式进行这种治疗。一般治疗无效的患者，须采用药物治疗，包括激素补充、抗焦虑药、抗抑郁药物等。当然，这需要向精神专科医师进行咨询。

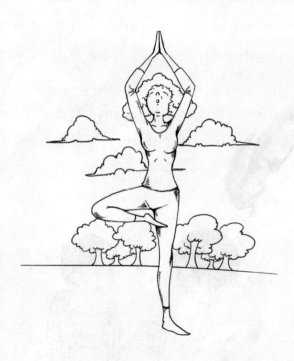

围绝经期综合征

　　围绝经期是正常的生理变化，大多数妇女没有任何不适，但也有些人会有某些不适。主要表现为月经改变、泌尿生殖道改变、神经精神症状、心血管系统变化、骨质疏松等，同时也伴有皮肤改变。大多数妇女绝经年龄平均为 49.5 岁，在围绝经期会出现一些不适症状，这是由这个时期特定的生理因素决定的。少数妇女出现功能性子宫出血，甚至造成严重贫血；生殖器官开始萎缩，黏膜变薄，易发生老年性阴道

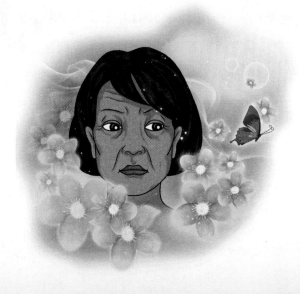

炎及性交疼痛；神经精神系统的变化，主要表现为潮红、阵阵发热、出汗等血管舒张症状。此外还会有血压波动，钙质大量流失，皮肤皱纹逐渐增多等相关症状。

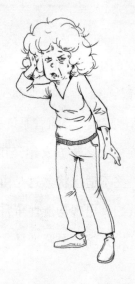

"围绝经期"一词起源于 1994 年，是由世界卫生组织提出取代"更年期"而推荐采用的。这提示我们在这个时期应该继续保持健康的心态和年轻的魅力，如何平稳度过这段特殊时期。怎样才能做到平稳过渡呢？最重要的是心理因素的调节。例如，当潮热出现时应注意稳定情绪，采用放松和沉思方式，也可以喝一杯凉水。要尽力避免一些能使我们情绪改变的因素，比如要注意衣物的干爽。女性出外时不妨穿内外两件衣服，以便在潮热发作时增减，最好选择易吸汗的棉质衣物。当然，也要特别注意避免烟酒：酒精和尼古丁的刺

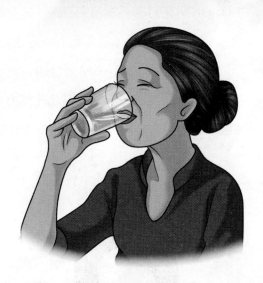

激，会造成血压和精神方面的异常，故"围绝经期"女性不宜饮酒、吸烟，咖啡、茶等也应少饮。在一般饮食上，也要注意低脂，低盐，多吃新鲜蔬菜水果，注意补钙等。

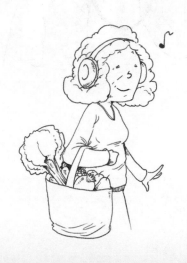

最后，在这一时期我们也不要讳疾忌医。这一时期的女性更要用心"经营"自身健康，如有需要，应寻求医疗照顾。"围绝经期"后，许多疾病的发生率均会增加，而半年或一年的定期检查，可以及早发现、治疗。因此建议出现征兆的女性尽早咨询医院的妇科内分泌医生，进行专业诊断，制订治疗方案。

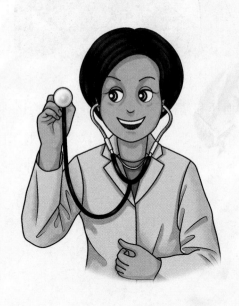

女性生殖道畸形及功能障碍

女性生殖道畸形可分为阴道发育异常，子宫发育异常，宫颈发育异常，以及输卵管发育异常。

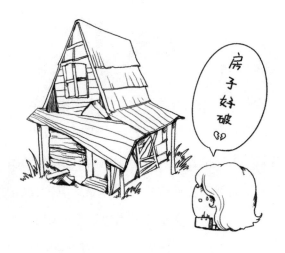

阴道发育异常分为以下类型：①阴道闭锁：是指尿生殖窦的窦阴道球未正常发育而使阴道部分闭锁，其闭锁位于阴道下段，长2~3 cm，由于下段阴道闭锁，经血引流受阻，故其症状与处女膜闭锁相同。②先天性无阴道：双侧副中肾管会合后若发育不全，其末端未向尾端伸展导致先天性无阴

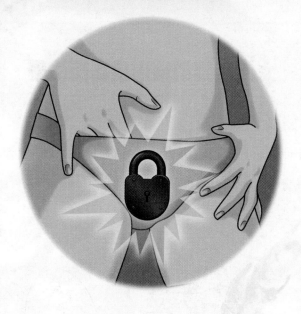

道，常合并无子宫或痕迹子宫。③阴道横隔：是指双侧中肾管会合后与泌尿生殖窦相连接处若未贯通，或阴道板腔道化时在不同部位未完全腔化贯通，阴道可有横隔形成。④阴道纵隔：是由双侧副中肾管融合时其中隔未消失或消失不全所致。可分为完全性或不完全性阴道纵隔。⑤阴道斜隔：即阴道纵隔末端偏离中线向一侧倾斜与阴道侧壁融合，形成双阴道，一侧与外界相通。另一侧为阴道腔盲端。常合并双子宫。一侧子宫经血引流通畅。另一侧子宫经血积存阴道盲腔内。

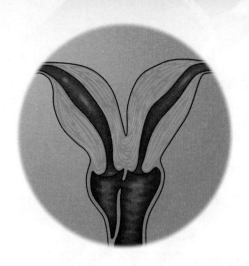

　　子宫发育异常包括先天性无子宫、始基子宫和幼稚子宫、单角子宫和残角子宫、弓形子宫和双角子宫，以及双子宫和中隔子宫。

　　宫颈发育异常包括先天性宫颈不发育，即无宫颈，宫颈

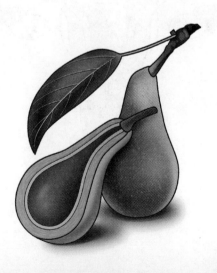

完全缺如，以及先天性宫颈发育不全，即宫颈闭锁，有宫颈组织，但为实性。 二者均可有正常阴道，也可合并先天性无阴道，常有正常的子宫体与子宫内膜。

输卵管发育异常包括单侧输卵管缺失；双侧输卵管缺失：常见于无子宫或始基子宫患者；单侧（偶尔双侧）副输卵管：为输卵管分支，具有伞部，内腔与输卵管相通或不通；输卵管发育不全、闭塞或中段缺失：类似结扎术后的输卵管。

生殖道畸形往往伴有不孕或反复流产发生，需要咨询专科医师改善妊娠结局。

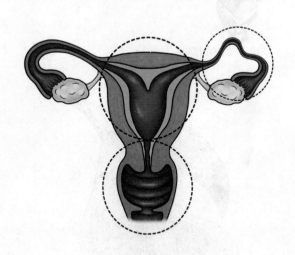

子宫内膜异位症 / 子宫腺肌症

子宫内膜异位症是指内膜细胞种植在不正常的位置而形成的一种女性常见妇科疾病。内膜细胞本该生长在子宫腔内，但由于子宫腔通过输卵管与盆腔相通，因此使得内膜细胞可经输卵管进入盆腔异位生长。目前对此病的发病机制有多种说法，其中被普遍认可的是子宫内膜种植学说。此外，子宫内膜异位症的发生还与机体的免疫功能、遗传因素、环境因素有关。

主要表现为痛经、月经异常、不孕、性交疼痛等，个别患者会有周期性尿频、尿痛、血尿等不适。

患者血清的 CA125 往往会有轻度升高，可以协助诊断。CA125 为卵巢癌相关抗原，因此很多人看到它的升高就会联想到恶性肿瘤，但其实其敏感性很高，但并不特异，良性病变也有可能有所升高。超声检查可以看到卵巢内子宫内膜异位囊肿的声像，如子宫腺肌症，可以看到子宫肌壁明显增厚、回声不均。腹腔镜指示下可以找到明确病灶，并可同时进行活检，是最主要的诊断方法。

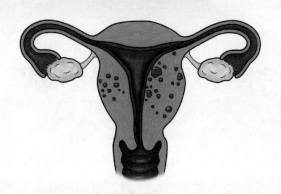

一般认为卵巢上发生的巧克力囊肿，病变体积往往较大，或发生在其他部位的子宫内膜异位结节。直径在 2 厘米以上者，不易用药物控制，而需要手术治疗；或者经过 6 个月甚至 1 年的药物治疗，病情仍不见好转，也应考虑手术切除。子宫肌壁内的腺肌症病灶往往无法手术切除，如果痛经严重，可考虑药物控制；必要时可行子宫切除术；但如有生育要求，可在应用药物缩小子宫体积后实行助孕治疗。

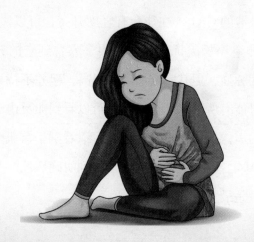

女性不孕症

　　不孕可由男女双方因素或单方因素所致。其虽不是致命性疾病，但可造成家庭不和及个人心理创伤，是影响男女双方身心健康的医学和社会问题。过去 30 年余年的临床实践中，不孕诊治出现了三个显著变化：首先，体外受精和其他辅助生育创新技术的引入为不孕的成功治疗提供了更大的可能，并为研究人类基本生殖过程开辟了更大的天地；其次，由于媒体对于辅助生育技术关注度的上升，使公众认识到不孕治疗成功的可能，生殖健康也引起了更多的关注，更多的

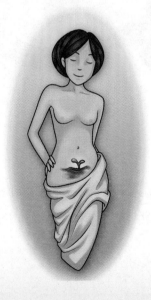

人因不孕就诊；最后，随着我国妇女结婚和生育年龄逐渐后移，35 岁以上不孕就诊人数增加，但也增加了治疗难度。

凡婚后未避孕、有正常性生活、夫妇同居 1 年而未受孕者，称为不孕症。其中从未妊娠者称为原发不孕，有过妊娠而后不孕者称为继发不孕。

多项流行病学调查结果显示，不孕夫妇中，女方因素占 40%～55%，男方因素占 25%～40%，男女双方共同因素占 20%～30%，不明原因者约占 10%。

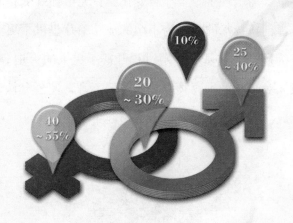

主要病因

女性不孕中，输卵管因素约占 40%，排卵因素约占 40%，不明原因约占 10%，另外 10% 为不常见因素，包括子宫因素、宫颈因素、免疫因素等。

（一）输卵管因素

输卵管具有运送精子、摄取卵子及把受精卵运送至子宫腔的重要作用，若输卵管功能障碍或管腔不通，则可导致女性不孕。导致输卵管病变的因素包括输卵管结构异常或输卵管非特异性炎症、子宫内膜异位症、各种输卵管手术甚至输

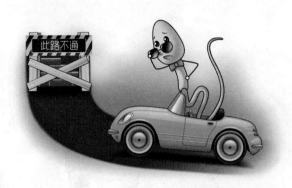

卵管的周围病变如附近器官手术后的粘连和肿瘤的压迫、输卵管发育不良等。许多资料显示，性传播疾病如淋球菌、沙眼衣原体、支原体的感染可引起不孕，其原因可能为感染造成的输卵管损伤。

输卵管阻塞是怎么形成的？

输卵管阻塞极少数由先天发育异常引起，更多是由于急、慢性输卵管炎造成的。炎症导致输卵管充血、水肿、炎性细胞浸润、纤维增生，当炎症消退后其引起的组织病变将永久存在，因此炎症引起的输卵管阻塞往往不能治愈。患者可能有急慢性发热伴腹痛症状，也可无自觉症状，主要表现为不孕。

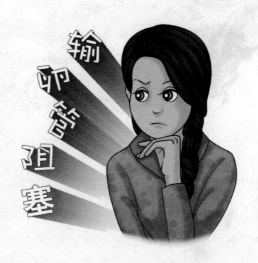

也有的情况下，如内膜碎片、凝血块、分泌物形成的晶体均可以凝集呈栓子，造成输卵管阻塞，或输卵管检查过程中，比如输卵管通液、输卵管造影，患者精神紧张、疼痛、刺激可能导致输卵管功能性收缩痉挛，导致输卵管阻塞。

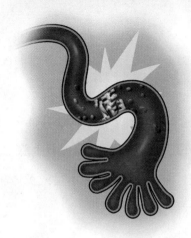

　　要明确诊断输卵管阻塞或确定阻塞的部位或输卵管病变的严重程度，最准确的是腹腔镜检查，包括经阴道腹腔镜和经腹部的腹腔镜检查。

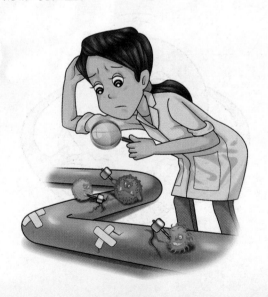

（二）排卵障碍

　　各种因内分泌系统紊乱或者异常引起的排卵障碍也是女性不孕的主要因素之一。引起排卵障碍的因素有卵巢病变（如特纳综合征、单纯性腺发育不全以及未破裂黄素化综合征）、垂体疾病（如垂体肿瘤、席汉综合征）、下丘脑损伤（如颅咽管瘤、脑外伤等）以及甲状腺或肾上腺功能亢进或减退、重症糖尿病等。另外，黄体功能不足或黄体功能不全也可影响囊胚植入，导致不孕。

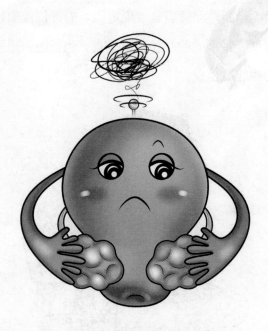

（三）宫颈与子宫因素

　　宫颈与子宫性不孕约占女性不孕症的 10%。宫颈形态和宫颈黏液功能直接影响精子上游进入宫腔；子宫具有储存和输送精子、孕卵着床及孕育胎儿的功能。因此，宫颈与子宫在生殖功能中起到重要的作用。引起不孕的常见原因包括宫颈与子宫解剖结构异常、感染、宫颈黏液功能异常、宫颈免疫学功能异常、宫腔粘连等。

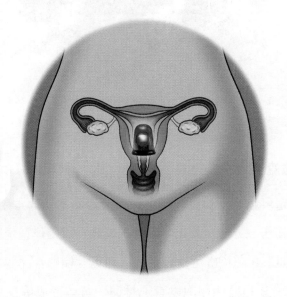

（四）外阴与阴道因素

　　处女膜发育异常、阴道部分或者完全闭锁、阴道受机械性损伤后发生的瘢痕狭窄等均可以影响正常性生活，阻碍精子进入宫颈口。严重的阴道炎改变阴道酸碱度，引起大量微生物和白细胞增生，降低精子活力，减少精子在阴道的生存时间，甚至吞噬精子等，均可引起不孕。

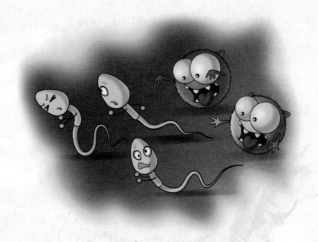

常用检查方法

1.超声影像学检查　超声检查是诊断不孕的常用手段，具有无损伤、方便、检出率和准确率高、可摄像记录以作比较等优点。B超检查可发现子宫、卵巢、输卵管的器质性病变，连续B超监测卵泡发育、排卵、黄体形成等征象，对不孕病因的诊断有很大帮助。B型超声检查可显示卵巢窦卵泡的数目，以判断卵巢储备功能。

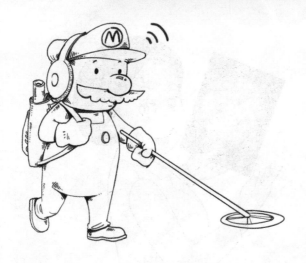

2.输卵管通畅度检查　输卵管通畅试验主要有：子宫输卵管通液术、子宫输卵管造影、腹腔镜直视下行输卵管通液（亚甲蓝液）。①输卵管通液术是一种简便价廉的方法，但准确性不高。②子宫输卵管碘油造影能显示子宫腔及输卵管内的情况。其对子宫腔能有比较全面的了

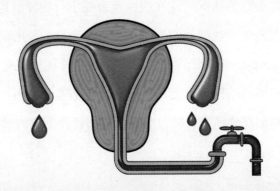

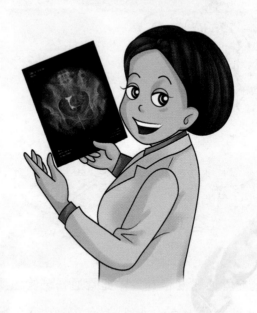

解，能判断宫腔内 5 mm 大小的病变。③子宫输卵管超声造影：通过向宫腔注射超声造影剂，观察子宫腔形态和占位，同时观察输卵管通畅情况，最终通过图像合成输卵管形态及盆腔弥散情况。④在腹腔镜直视下行输卵管通液（亚甲蓝液）是更客观准确的方法。有条件者也可采用输卵管镜（falloposcopy），新型的光纤显微输卵管镜能直视整条输卵管是否有解剖结构的改变，黏膜是否有粘连和损伤，并可进行活检和粘连分离等，能显著改善输卵管性不孕的诊治。

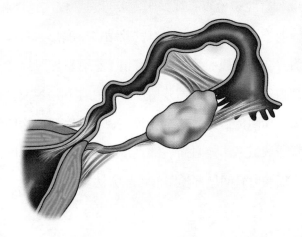

3.宫颈与子宫因素检查　除常规妇科检查外，可采用阴道、宫颈分泌物细胞学、细菌学和病原体检查，宫颈黏液评分以及性交后试验（postcoital test，PCT）等。对于超声发现宫腔、内膜异常、既往内膜损伤病史或不明原因不孕的患

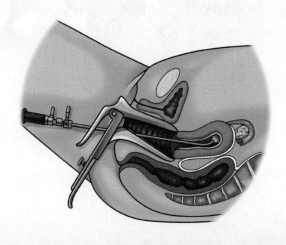

者，应行宫腔镜检查：观察子宫腔形态、内膜色泽和厚度、双侧输卵管开口，以及是否有宫腔粘连、畸形、息肉、黏膜下肌瘤等。联合腹腔镜可行宫腔镜下插管输卵管通液术，间质部常因痉挛、组织碎屑残留、轻度粘连和瘢痕而在通液试验时出现梗阻的假象，在宫腔镜直视下从宫腔向输卵管开口处插管通液或造影能对间质部直接起疏通和灌洗作用，是诊断和治疗输卵管间质部梗阻的可靠方法。

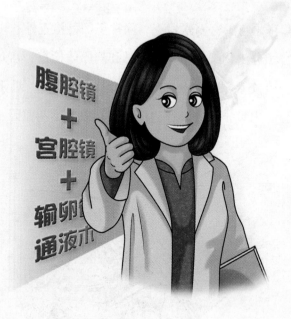

4.生殖免疫学检查　包括精子抗原、抗精子抗体、抗子宫内膜抗体的检查，有条件者可进一步做体液免疫学检查，包括 CD50，IgG，IgA，IgM 等。

预测排卵的方法／基础体温测量方法

排卵及内分泌功能测定：常用方法有基础体温测定、子宫颈黏液评分、血清内分泌激素的检测以及 B 超检测卵泡发育、排卵情况等。

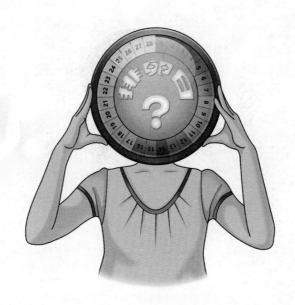

（1）基础体温测定：周期性连续的基础体温可以大致反映排卵和黄体功能。一般情况下，在排卵前体温维持在36.5℃左右，排卵时体温稍有下降，排卵后体温平均上升0.3～0.5℃，一直持续到下次月经来潮，再恢复到原来的体温水平。如果连续测量三个月经周期的基础体温，就能够推测出较准确的排卵日期。基础体温测定不能成为独立的诊断依据，推荐结合其他排卵监测方法使用。

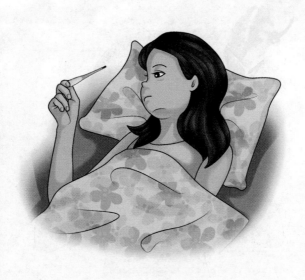

（2）B型超声监测卵泡发育：推荐使用经阴道超声，检测内容包括子宫大小、形态，子宫肌层回声、内膜厚度及分型；卵巢容积、窦卵泡数，优势卵泡直径，卵巢内异常回声特征；以及是否有输卵管积水征象及异常盆腔积液征象。

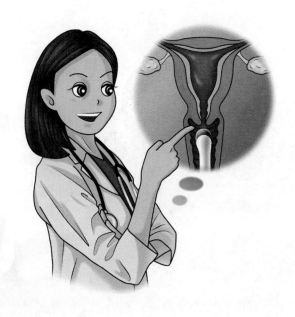

（3）血激素水平测定：激素检测常包括血清FSH、LH、E_2、P、T、PRL的检查。激素的测定以月经周期第2~5日的血清基础内分泌水平最为重要，可反映卵巢的基础状态和其储备能力或某些病理状态。黄体中期血清的E_2、P水平可反映卵巢黄体功能。基础FSH水平升高表明卵巢储备能力下降，血清基础 LH/FSH≥2 及 T 的升高可协助诊断多囊卵巢综合征。PRL 反映是否存在高催乳素血症。必要时测定甲状腺、肾上腺皮质功能及其他内分泌功能以排除全身性内分泌异常导致的卵巢功能异常。

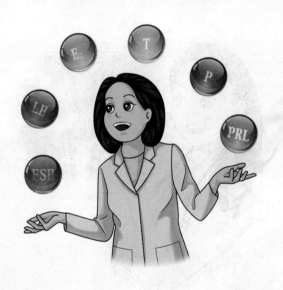

（4）子宫内膜病理学检查：有助于了解有无排卵及黄体功能。

治疗

1. 经宫腔输卵管通液术　在月经干净 3 天后至排卵前行输卵管通液术，为期 3 个月左右。治疗药物包括链霉素 1 g，地塞米松 5 mg，糜蛋白酶 4000 单位及妥布霉素 8 万单位。

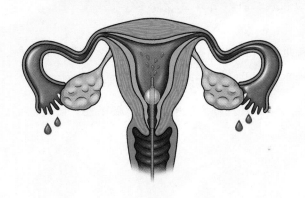

2.输卵管重建术　常用的输卵管重建术包括输卵管吻合术、输卵管子宫角吻合术、子宫角处输卵管子宫植入术、输卵管粘连松解术、输卵管伞端成形术以及输卵管造口术，达到输卵管再通的目的。

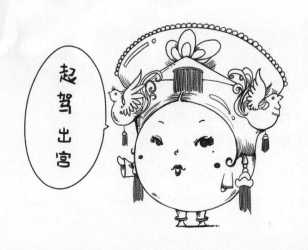

输卵管积水患者想怀孕怎么办?

　　输卵管积水为慢性输卵管炎症中较为常见的类型,在输卵管炎后,或因粘连闭锁,黏膜细胞的分泌液积存于管腔内,或因输卵管炎症发生峡部及伞端粘连,阻塞后形成输卵管积液。

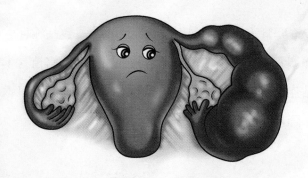

　　如果有生育要求,手术治疗是最佳的选择。传统的手术方式为输卵管伞端造口术或者输卵管整形、盆腔粘连松解术。随着医学技术的发展,辅助生育技术的出现,腹腔镜下输卵管切除术、术后应用辅助生育技术助孕成为输卵管积水患者更佳的选择。

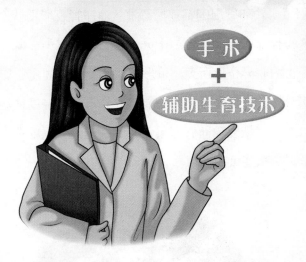

（1）输卵管伞端造口术：输卵管造口术适用于输卵管轻度积水，且输卵管近端通畅，远端有积水、伞端闭锁的患者。若输卵管重度积水，术后再次粘连、梗阻、积水风险大，建议切除输卵管。

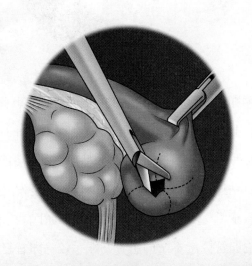

（2）输卵管周围粘连松解术：输卵管、卵巢粘连在不孕症、慢性盆腔痛的患者中十分常见，多为感染、既往手术史或子宫内膜异位症所致。输卵管、卵巢粘连固定，影响输卵管正常拾卵及运送受精卵功能，导致不孕。轻度粘连可行粘连松解术，恢复输卵管卵巢正常解剖位置。重度粘连分离粘连后再次粘连可能性大。

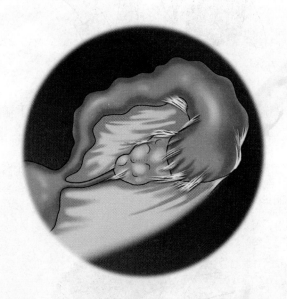

（3）输卵管切除／峡部切断术：输卵管积水患者大多数因不孕就诊，上述两种手术方式可以解决部分患者的不孕问题。但是，因为手术后仍有输卵管积水和粘连复发的可能，尤其是对于积水、粘连严重的患者，短时间内再次复发风险高，所以效果并不显著，多次手术效果更差。辅助生育技术的应用，对于治疗输卵管因素不孕的患者妊娠率较输卵管复通术后更

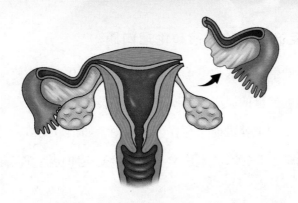

高。输卵管积水会使试管婴儿妊娠率，降低 50% 左右。因为输卵管积水对胚胎有毒性作用和冲刷作用，影响宫腔内环境，降低子宫内膜的容受性，进一步影响了胚胎的种植和继续妊娠。术前阻断输卵管积水可显著提高试管婴儿成功率已成为共识。处理方式建议采用腹腔镜下输卵管切除或峡部切断术。

不孕症治疗中的法律和伦理问题

辅助生育技术为患不孕症的夫妇带来了希望，使他们实现了为人父母的愿望。但同时，这一技术改变了人类的生殖方式，伦理上就可能会存在很多问题，如很多供精人工授精受孕的孩子非父亲的生物学子女，接受供卵女性可以在很高龄时怀孕生子，存在代孕母亲等。

自 2001 年，我国卫生部制定和颁布了一系列法规，如2001 年卫生部第 14 号部长令发布《人类辅助生殖技术管理办法》，2003 年颁布《卫生部人类辅助生殖技术与人类精子库技术规范、基本标准和伦理原则》、《卫生部人类辅助生殖技术与人类精子库评审、审核和审批管理程序》。2007 年颁布《卫生部关于加强人类辅助生殖技术和人类精子库设置规划和监督管理的通知》。这些法规的颁布和实施，对严防辅助生殖技术商业化，引导中国辅助生殖技术沿着健康、实用的轨道发展起了重要的作用。

对于促排卵药物及 ART 技术的应用，使得多胎妊娠率急剧增加。多胎妊娠对孕妇和胎儿均有很大危害，尤其是我国 ART 技术管理规范要求 ART 制造妊娠不能大于双胎，如发生则需要终止妊娠或行多胎妊娠减胎术。

对于供精的管理也越来越受到重视。供精商业化会使得供精者不关心其身体或行为上的缺陷，隐瞒遗传病或性病史，

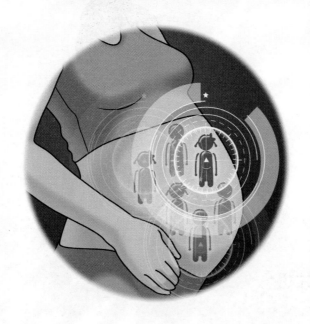

受利益驱使，捐精者可能多次捐精，这样甚至会增加子代近亲生育的概率。因此法律规定捐精者生育子女不得超过 5 个。

在生殖医学领域，伦理学与法律相依而生。除了法律规定的医疗行为，生殖伦理学一定是辅助生殖技术实施前考虑的重要一关，如果患者有特殊的家庭、社会情况，需要针对每个病例进行伦理委员会的讨论和决议。对于辅助生殖技术是否可以实施，绝不仅仅是技术能够做到就可以无所顾忌地在临床中应用。

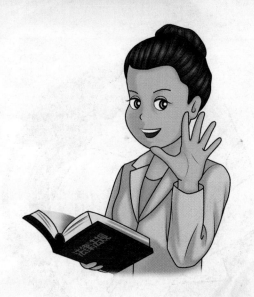

免疫性不孕

　　免疫性不孕是指因免疫性因素而导致的不孕，占不孕症人群的 10%～30%，免疫又分为同种免疫、局部免疫和自身免疫。同种免疫是指男方的精子、精液作为抗原，在女子体内产生抗体，叫做抗精子抗体，以致精子无法与细胞结合而引起不孕；局部免疫指子宫颈黏膜及子宫内膜局部对精子具有免疫作用，当精子进入生殖道后即被吸收导致不孕；自身免疫指由女性自身产生的抗精子抗体、抗子宫内膜抗体等，使精子凝聚不能运动，这种抗体能影响精子穿透卵子，从而阻止受精，导致不孕。

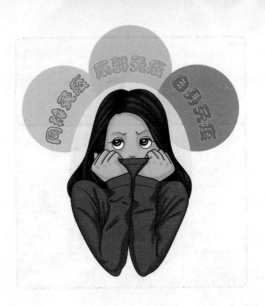

诊断

免疫性不孕的诊断方法：①不孕期超过 3 年；②排除导致不孕的其他原因；③可靠的检测方法证实体内存在抗生育抗体；④体外实验证实抗体干扰人精卵结合。

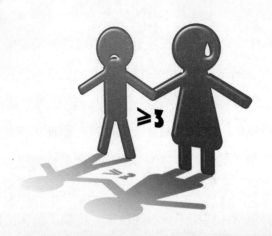

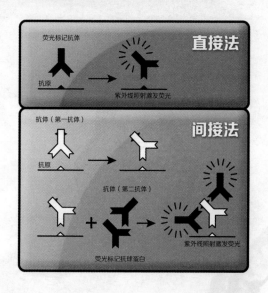

　　可选择实验室检查：①精子凝集试验；②混合凝集试验；③精子制动试验；④酶联免疫吸附试验（ELISA）；⑤免疫荧光试验（直接法和间接法）；⑥抗球蛋白放免法；⑦免疫珠结合试验。

　　临床中可选择的检查项目：①宫颈黏液的检查：在夫妻性生活后，通过宫颈内的黏液与精子的成活率，检测精子的穿透率，如果精子的穿透率不达标，就是由于体内存在一定的免疫抗体。②宫颈黏液接触试验：检查宫颈黏液里是否存在着抗精子抗体，常用的方法是排卵期将精液与黏液弄到玻璃片上，然后再放到显微镜下检查。③生殖物的免疫学检查：主要包括体内精子抗原的检查、抗精子抗体的检查、抗

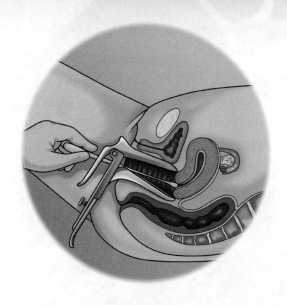

子宫内膜抗体的检查。④卵巢垂体功能检查：基础体温测定：每天清晨在静息状态下将体温表放在舌下5分钟，并将温度记入特制的表格中。以月为周期，正常妇女的基础体

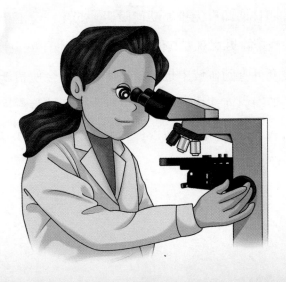

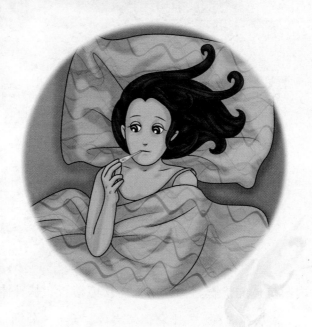

温在卵巢功能的影响下呈双相型。它能了解女性排卵日期、有无排卵日期和有无排卵功能障碍。⑤免疫性不孕症状及各项检查排除男女双方其他因素引起的不孕。⑥免疫检查：免疫检查可查到血液中抗精子抗体，抗体会使精子凝集或可失去活动力而造成不育。⑦夫妻生活后试验，排卵前夫妻生活后 2 小时内，每高倍视野下宫颈黏液中有力前进的精子少于 5 个。

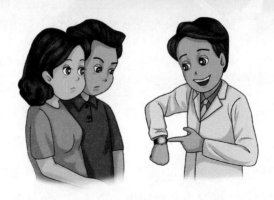

治疗

1. 免疫抑制治疗　使用肾上腺皮质激素，根据具体情况用小剂量较长时间治疗，或用大剂量冲击治疗，在体内精子抗体下降至一定程度时同房，以增加受孕机会。如排卵前两周应用泼尼松 5 mg，每日 3 次。也有报道于阴道局部应用氢化可的松治疗宫黏液中存在抗精子抗体的不孕妇女。据报道，受孕率在 20% ～ 45%。

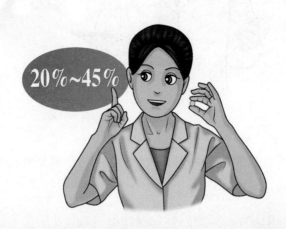

2.人工授精　用特殊的精子洗涤液将精子表面附着的抗体洗去，进行人工授精。

3.睾酮反跳疗法　根据睾酮的生理活动特点，应用大剂量睾酮，先使生精上皮抑制，然后停用睾酮，使生精上皮在解除抑制后生成更多的精子，这就是睾酮反跳疗法。当精子数量减少时，抗体滴度也随之下降或消失，选择在精子数反跳后而抗体尚未明显升高时同房，可增加受孕机会。

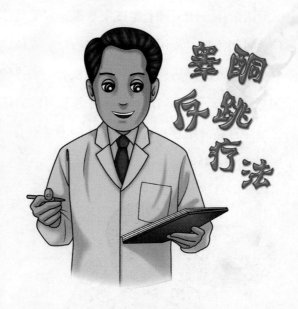

4.体外授精及胚胎移植（试管婴儿）　如妇女体内持续存在高滴度抗精子抗体也是做"试管婴儿"的适应证。

5.隔绝疗法　精子同种免疫性不孕妇女使用避孕套3～6

个月后，可避免精子抗原对女方的进一步刺激，待抗体效价消失后，选择排卵期性交，可望获得受孕。

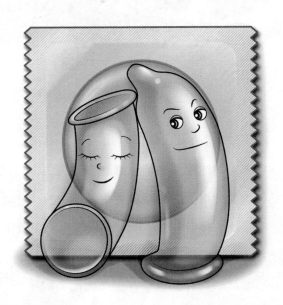

生殖道肿瘤与不孕症

生殖道肿瘤主要包括宫颈、子宫、输卵管及卵巢肿瘤患者，部分生殖道肿瘤患者合并不孕症。对于这部分患者，在助孕治疗过程中，使用促排卵药物时应严格掌握适应证并注意监测，尤其是对长期接受促排卵治疗者应进行严密随访。超排卵前对生殖器需要做仔细检查，使用最低剂量刺激，密切监测。

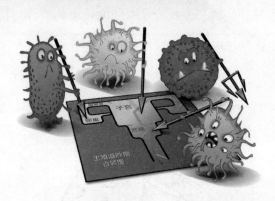

　　Ⅱ ~ Ⅲ级肿瘤患者或早期宫颈癌行宫颈锥切术后的不孕患者，寻求生育治疗前必须做细胞学检查，以排除癌变或癌症复发、进展的可能应告知患者促排卵治疗由于体内激素水平的变化以及孕育和生育过程对宫颈疾病有刺激作用。

　　子宫肌瘤患者促排卵治疗无疑会促进瘤体的增大，原则上对于不影响怀孕过程的肌瘤在促排卵前暂时不做处理，除

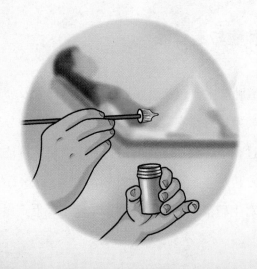

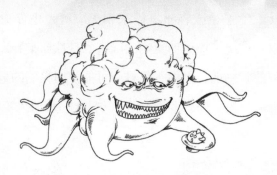

非影响胚胎着床。

子宫内膜肿瘤保守治疗的不孕患者，最快、最有效的治疗方法是 IVF。子宫内膜非典型增生或Ⅰ期肿瘤患者可以进行保留生殖功能的治疗，如应用孕激素或 GnRH-a 等，然后接受辅助生殖治疗。经过辅助生殖治疗成功妊娠并分娩的患者，如为子宫内膜非典型增生应进行长期随访，而对于子宫内膜癌患者，即使无证据表明有复发的可能，原则上也应接受子宫、双附件切除和淋巴结取样手术。

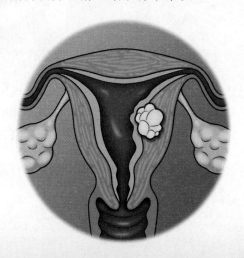

　　妇女原发不孕或有卵巢癌家族史应被考虑卵巢癌高危险，在这种情况下应做卵巢癌的筛查。良性卵巢肿瘤患者不是促排卵的禁忌证，但由于超排卵可能使卵巢癌的危险性增加，因此应预先告知患者相关治疗方法的危险性及有效性。

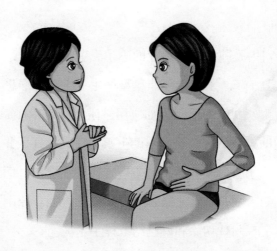

　　关于保留生育功能的卵巢癌不孕患者是否接受促排卵的辅助生殖治疗，目前的资料很少，一直以来医生们都持谨慎态度。关于卵巢交界性肿瘤保守性手术后接受辅助生殖技术对长期生存健康的安全性资料尚有限，1992 年报道了首例卵巢癌不孕患者接受 IVF 治疗，后陆续有相关的文献，虽然多

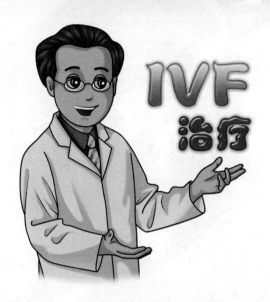

数报道显示卵巢交界性肿瘤不孕患者促排卵或 IVF 等不孕治疗不增加复发率或癌变率，但必须给这类年轻的患者一个恰当的忠告。早期卵巢癌患者接受辅助生殖治疗仅有零星的个

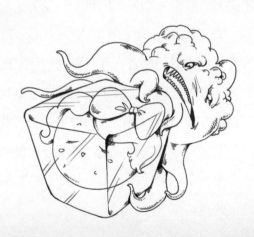

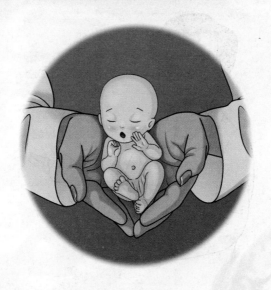

例报道，是否增加复发率无充分证据。既往对于晚期癌患者有报道可以保留正常的卵巢组织予以冻存或冻存未成熟卵细胞，然而，由于卵巢组织和卵细胞冻存 - 复苏 - 体外成熟技术至今尚未完善，获得成功妊娠的机会很少，无法作为常规的治疗手段。最近美国报道 1 例 37 岁妇女 Ⅲ c 期双侧卵巢乳头状浆液性腺癌 Ⅰ 级的患者，在行肿瘤切除辅助化疗后接受超排卵，卵泡发育成熟后进行子宫切除、双侧附件切除术和减瘤术，同时获取切除卵巢的成熟卵泡，最后获得 8 个胚胎冻存，经代孕治疗成功获得后代。这为今后晚期卵巢癌患者的不孕治疗提供了一种选择，但必须要严格知情同意并符合伦理、政策的规定。

　　不孕治疗对妇科肿瘤的风险性尚不能肯定，目前尚缺乏大规模、前瞻性流行病学长期追踪随访的研究资料，因此，有必要强调对生殖器肿瘤史不孕治疗后疾病的复发、进展随访，以便早期发现，及早处理，改善预后，保障妇女的健康。

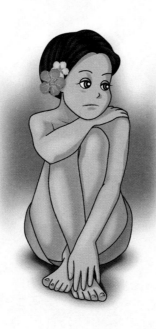

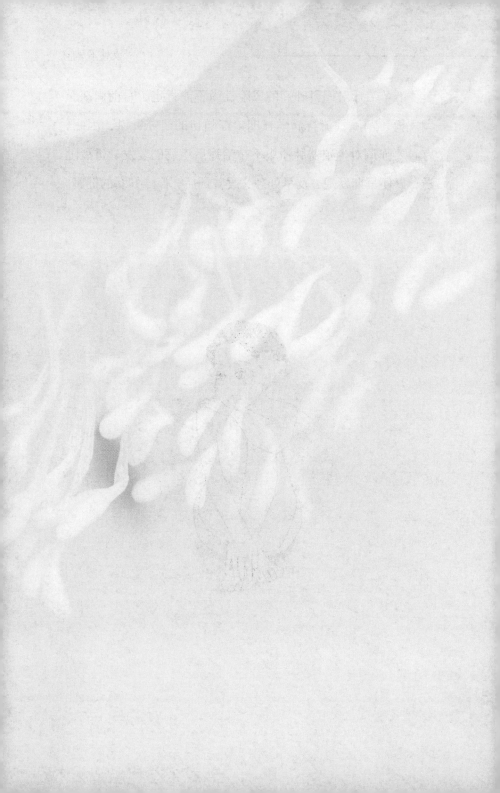

痛　经

痛经是指月经期或月经前后发生在下腹部的一种痉挛性的疼痛，程度较重者可影响生活和工作。痛经分为原发性与继发性两种；原发性痛经无盆腔器质性病变，称为功能性痛经，继发性痛经通常是盆腔器质性疾病的症状，常见于子宫内膜异位症、子宫肌腺病、生殖道畸形、慢性盆腔炎、宫腔粘连及子宫肌瘤等疾病。

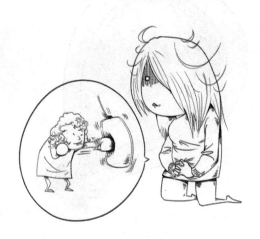

一、原发性痛经

原发性痛经仅发生在有排卵的月经周期，无排卵月经无腹痛不适。研究表明排卵后孕酮能促进子宫内膜合成前列腺素；分泌期子宫内膜合成前列腺素 F2α 的量高于 PGE_2。子宫内膜和血中前列腺素 F2α 含量增高是造成痛经的决定性因素。前列腺素 F2α 能在经前数小时开始刺激子宫肌层收缩，整个经期子宫内膜收缩呈节律性增强以致子宫张力升高；前列腺素 E_2 能抑制子宫收缩，使宫颈松弛。月经血含

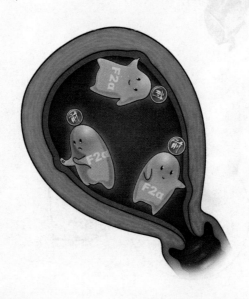

较多前列腺素 F2α 和 PGE$_2$，而痛经患者血中前列腺素 F2α 含量更高，常引起患者子宫过强收缩，甚至痉挛性收缩而导致痛经。此外，子宫肌壁缺血可产生剧烈疼痛。另外，有排卵的月经子宫内膜有时呈整块排出，可引起子宫不协调收缩，也是引起痛经的原因。但痛阈因人而异，并有心理因素影响。

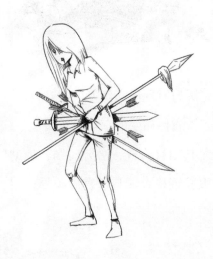

原发性痛经青少年期多见，初潮后 6～12 个月开始，30 岁后发生率下降。疼痛常在月经来潮前数小时开始，月经开始时疼痛逐步或迅速加剧，历时数小时至 2～3 天不等，但一般在 24 小时后逐渐减轻；疼痛常呈痉挛性，通常位于下腹部，放射至腰骶部或大腿内侧，约半数患者伴有下背痛、恶心呕吐、腹泻、头痛及乏力；严重病例可发生晕厥而急诊就医。

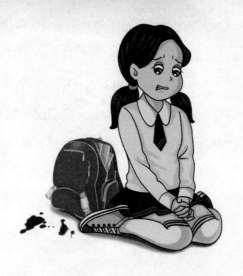

多数研究认为原发性痛经发生在有排卵的周期。诊断主要需排除盆腔器质性病变的存在，采集完整病史，做详细的体格检查，尤其妇科检查，必要时结合辅助检查，如超声、宫腔镜甚至腹腔镜检查。与子宫内膜异位症、子宫腺肌病、

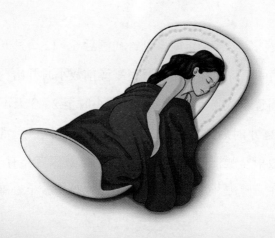

黏膜下子宫肌瘤、宫腔粘连症及盆腔炎等引起的继发性痛经疾病相鉴别。妇科检查结合盆腔超声常可发现上述引起痛经的器质性病变。

　　对痛经程度的判定，往往根据疼痛对日常生活影响、全身症状和药物应用等综合判定。轻度：有疼痛，但不影响日常活动、工作，无全身症状，很少需用止疼药；重度：疼痛影响日常生活，工作能力有一定影响，很少有全身症状，需用止痛药，药物有效；重度：疼痛使日常生活、工作明显受影响，全身症状明显，止痛药效果不好。

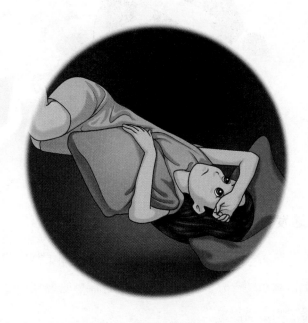

对于原发性痛经，如患者情绪不稳定，缺乏生理卫生知识，对月经有惧怕心理，可使痛阈下降。治疗时应使患者了解月经期轻度不适是生理反应，解除患者惧怕心理，现已证明，疏通心理障碍对减轻症状有效。适量运动，必要时药物治疗或手术治疗。

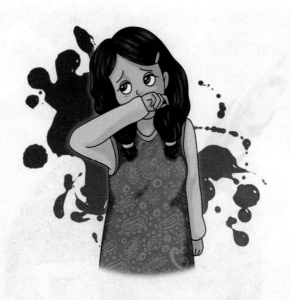

二、继发性痛经

继发性痛经常与盆腔器质性疾病有关，如子宫内膜异位症、子宫腺肌症、盆腔感染、宫内节育器、宫腔狭窄、宫内节育器、阴道横隔等。

首次发生常在初潮后数年，生育年龄多见。盆腔检查及辅助检查有异常发现，可以找到痛经的原因。治疗主要针对病因治疗。

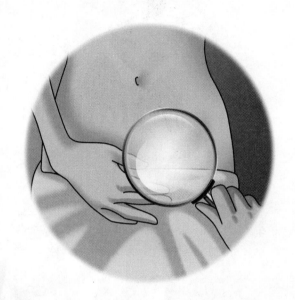

痛经会导致不孕么？

痛经是否会影响受孕，要分析具体导致痛经的原因是否会引起不孕。受孕是一个复杂的生理过程，必须具备以下条件：①卵巢排出正常的卵细胞；②精液中有足够数量和活力的精子；③卵细胞和精子能够在输卵管内相遇并结合成为受精卵；④受精卵顺利地被输送进入子宫腔；⑤子宫内膜已充

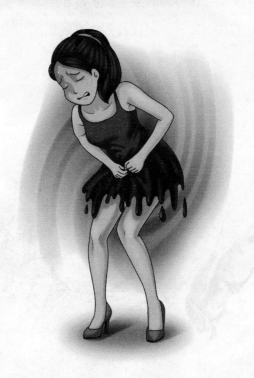

分准备、适合受精卵着床。如果导致痛经的原因影响了以上
某一环节，可能会导致不孕。

在临床中痛经可分为原发性痛经和继发性痛经。原发性
痛经即月经初潮时或不久即出现痛经，病因目前尚未完全明
了，有时与精神因素密切相关，也可能由于子宫肌肉痉挛性
收缩，导致子宫缺血而引起痛经，也多见于子宫发育不良、
宫颈口或子宫颈管狭窄、子宫过度屈曲，使经血流出不畅，

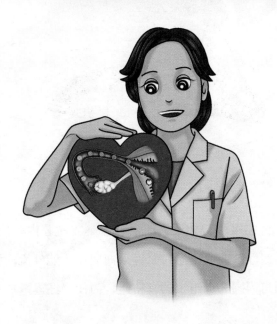

造成经血潴留，从而刺激子宫收缩引起痛经。有些是因为在月经期，内膜呈片状脱落，排出前子宫强烈收缩引起疼痛，排出后症状减轻。原发性痛经多不影响生育，甚至有一部分能在生育后缓解。继发性痛经是指正常月经来潮一段时间甚至几年后才开始出现痛经，多见于盆腔生殖器炎症、子宫肌瘤、子宫内膜异位症、子宫腺肌症等生殖器官疾病均可引起继发性痛经。盆腔生殖器炎症，常包括子宫内膜炎、输卵管慢性炎症、盆腔粘连、积水等，这些因素可阻塞输卵管或影响胚胎着床，可致不孕。子宫内膜异位症是指子宫内膜组织

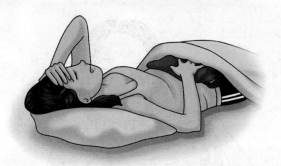

生长于子宫腔以外，如子宫肌层、卵巢或盆腔内其他部位，同样有周期性改变及出血，月经期间因血不能外流而引起疼痛，并因与周围邻近组织器官粘连，而使痛经逐渐加重，病

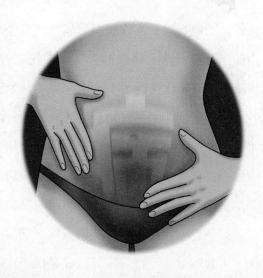

变造成盆腔肿块、粘连、输卵管堵塞、卵细胞发育不佳、黄体功能不全或排卵障碍从而导致不孕。

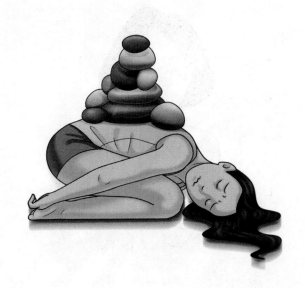

育龄女性如果出现痛经一定要及时去医疗机构找妇产科专业医生就诊，通过相应检查，分析痛经的可能原因，及时发现问题，并及时治疗。

痛经的治疗

痛经如何治疗呢？需要具体问题具体分析。痛经分为原发性痛经和继发性两类，原发性痛经指生殖器官无器质性病变的痛经；继发性痛经指由盆腔器质性疾病引起的痛经，常由子宫内膜异位症、子宫肌腺症、盆腔炎性疾病引起。不同种类的痛经治疗方式不同。

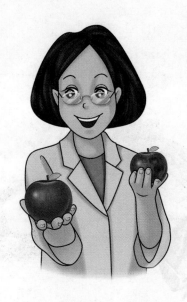

（一）继发性痛经

　　子宫内膜异位症是指由于某些因素的作用，子宫内膜组织离开其正常生长部位，异位至身体的其他部位继续生长，从而引发机体的一系列反应。临床上多表现为下腹痛、痛经和不孕症等。目前腹腔镜手术已经成为治疗子宫内膜异位症

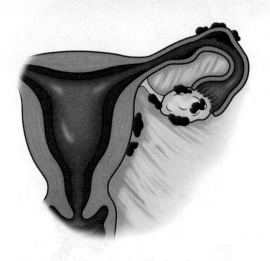

的首选方法，多项临床研究表明腹腔镜下的手术治疗对于缓
解痛经及治疗不孕症有明显效果。

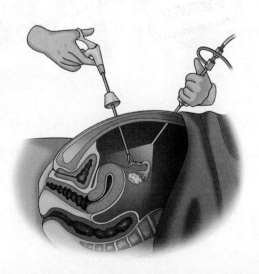

逐渐加重的进行性痛经是子宫腺肌症最常见的临床症状，目前治疗效果并不理想，有生育要求的女性应尽早生育，同时延长哺乳时间，将有助于缓解病情。痛经主要有以下几种常用的治疗方法。

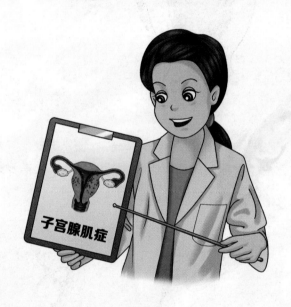

1.口服药物治疗　症状较轻者可以选择在痛经时予以非甾体抗炎药如芬必得、吲哚美辛（消炎痛）或萘普生等对症处理。暂无生育要求及近绝经期患者，口服避孕药或孕激素可以使异位的子宫内膜蜕膜化和萎缩而起到控制子宫腺肌病发展的作用。

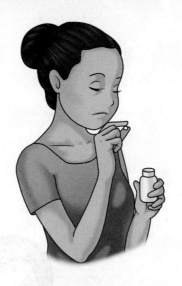

2.含孕激素的宫内节育环　对月经量大、痛经重，暂无生育要求者，可选择使用内含高效孕激素的宫内节育器，通过其在子宫局部持续释放孕激素以控制异位病灶发展。

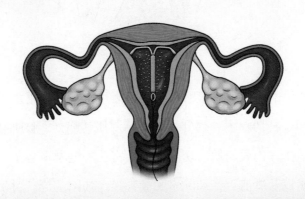

3.假绝经疗法 每月注射长效 GnRH-a 一针，3~6 次后使体内的激素水平达到绝经的状态，从而使异位的子宫内膜逐渐萎缩，而起到治疗的作用。其副作用是会出现更年期症状，甚至导致严重的心脑血管并发症及骨质疏松等，所以在应用 GnRH-a 3 个月后建议反向添加雌激素以缓解并发症。另外 GnRH-a 费用较高，所以目前并不作为长期治疗的方案，一旦停药，月经恢复就可能导致病变的再次进展。

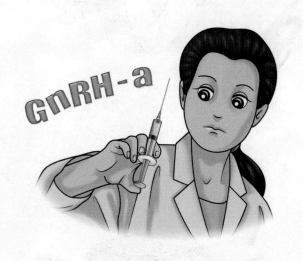

4.手术治疗 手术治疗包括根治手术和保守手术。根治手术即子宫切除术，保守手术包括腺肌病病灶（腺肌瘤）切除术、子宫内膜及肌层切除术、子宫肌层电凝术、子宫动脉阻断术以及骶前神经切除术和骶骨神经切除术等。对于年轻

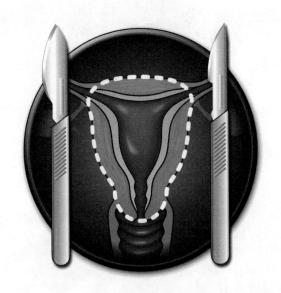

未生育患者，不建议行子宫的手术，可应用长效 GnRH-a 后尽早应用辅助生殖技术，如试管婴儿技术。如痛经严重，试管婴儿技术失败的患者，可考虑子宫切除术，保守手术[包括腺肌病病灶（腺肌瘤）切除术、子宫内膜及肌层切除术]均不适用，近年来报道腹腔镜下子宫肌层电凝术、子宫动脉阻断术以及骶前神经切除术和骶骨神经切除术对于严重痛经有一定疗效，但存在妊娠期子宫破裂风险。

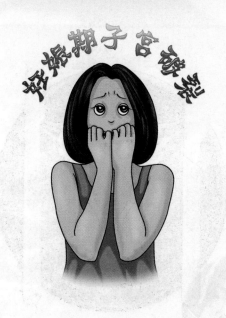

妊娠期子宫颈癌

（二）原发性痛经

多在月经初潮或初潮不久即出现，主要与前列腺素
（prostaglandin，PG）合成与释放异常有关。口服药物治疗，
包括非甾体抗炎药及口服避孕药是目前治疗原发性痛经的一
线方案，多数患者能取得较好的疗效，但是仍有 20%～25%
的患者不能达到预期疗效。严重痛经，药物治疗无效者，应
及时去医院就诊，进行必要的检查，查找原因并进行相应的
治疗。因此神经切断术成为治疗药物治疗无效的顽固性原发
性痛经的选择之一。随着腹腔镜技术的不断进步，越来越多
的医生在临床实践中采用腹腔镜下神经切断术治疗原发性痛
经，取得了较好的疗效。腹腔镜下神经切断术包括腹腔镜下

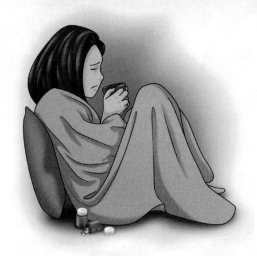

子宫神经消融术，也称为腹腔镜下宫骶韧带切断术和腹腔镜下骶前神经切断术，也有医生尝试采用腹腔镜下腹下神经切断术。

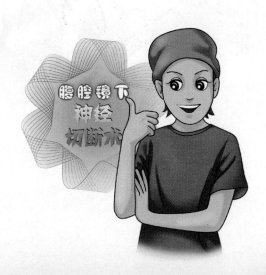

　　总结：严重痛经应查找病因，注意区分原发性痛经及继发性痛经。若存在子宫内膜异位症、子宫肌腺症等原发病，可应用相应的治疗方法。子宫内膜异位症首选腹腔镜检查和治疗。原发性痛经首选药物治疗辅以相应的药物治疗，药物治疗无效可考虑选择腹腔镜手术治疗。医生会根据患者的不同病情，制订不同的治疗方案。

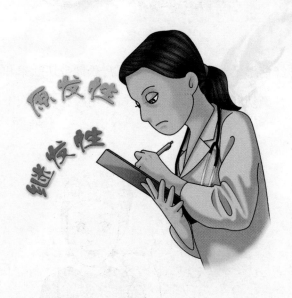

异常子宫出血

异常子宫出血（abnormal uterine bleeding，AUB）是一种妇科常见的症状和体征，指与正常月经的周期频率、规律性、经期长度、经期出血量任何 1 项不符的、源自子宫腔的异常出血。

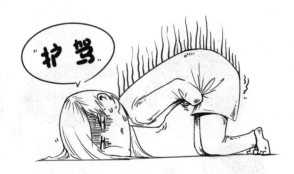

正常子宫出血即月经，规范的月经指标至少包括周期的频率和规律性、经期长度、经期出血量 4 个要素。

AUB 术语范围

月经临床评价指标	术语	时间或经量诊断范围
周期频率	月经频发	<21 天
	月经稀发	>35 天
周期规律性（近 1 年）	规律月经	<7 天
	不规律月经	≥7 天
	闭经	≥6 个月无月经
经期长度	经期延长	>7 天
	经期过短	<3 天
经期出血量	月经过多	>80 ml
	月经过少	<5 ml

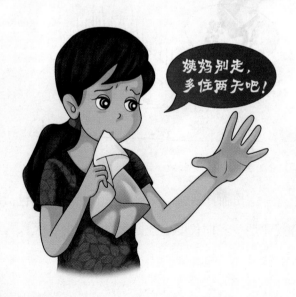

　　如果异常的出血是由器质性病变引起，比如子宫肌瘤、子宫内膜息肉、子宫腺肌症等，则需要手术或药物纠正病变。如果出血是由于排卵障碍等情况，子宫内膜受到不稳定激素水平刺激而剥脱出血时，需要药物调节生殖内分泌轴的功能以治疗出血。如果出血是由凝血异常等全身其他系统疾病引起，则需要治疗原发病。

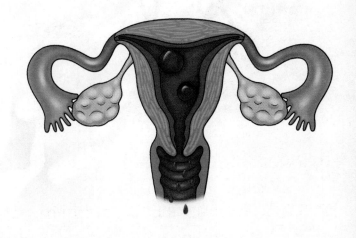

　　排卵障碍包括稀发排卵、无排卵及黄体功能不足，主要由于下丘脑 - 垂体 - 卵巢轴功能异常引起，常见于青春期、

绝经过渡期，生育期也可因 PCOS、肥胖、高催乳素血症、甲状腺疾病等引起。

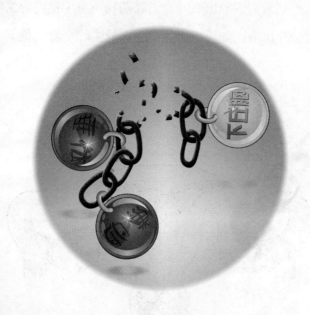

治疗原则是出血期止血并纠正贫血，血止后调整月经周期，预防子宫内膜增生和 AUB 复发，有生育要求者促排卵治疗。止血的方法包括孕激素子宫内膜脱落法、大剂量雌激素内膜修复法、短效口服避孕药或高效合成孕激素内膜萎缩法和诊刮。辅助止血的药物包括氨甲环酸、酚磺乙胺、维生素 K 及中药等。青春期患者以止血、调整月经周期为主；生

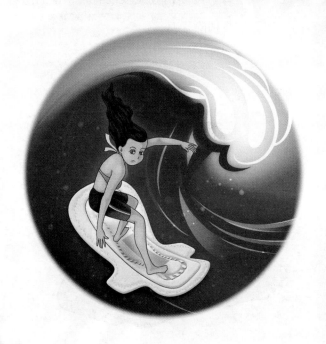

育期 AUB-O 以止血、调整月经周期、促排卵为主；绝经过渡期患者以止血、调整月经周期、减少经量、防止子宫内膜病变为主。

调整周期的方法主要是后半期孕激素治疗，青春期及生育年龄患者宜选用天然或接近天然的孕激素（如地屈孕酮），有利于卵巢轴功能的建立或恢复。短效口服避孕药主要适合于有避孕要求的妇女。对已完成生育或近 1 年无生育计划者可放置 LNG-IUS，可减少无排卵患者的出血量，预防子宫内

膜增生。已完成生育、药物治疗无效或有禁忌证的患者可考
虑子宫内膜切除术或切除子宫。

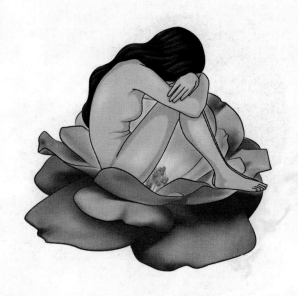

　　促排卵治疗适用于无排卵、有生育要求的患者，可同时
纠正 AUB，具体方法取决于无排卵的病因。刮宫术可迅速
止血，并具有诊断价值，可了解内膜病理，除外恶性病变。
对于绝经过渡期及病程长的育龄期患者应首先考虑使用刮宫
术。对未婚、无性生活史的青少年除非要除外内膜病变，不
轻易行刮宫术，刮宫术仅适用于大量出血且药物治疗无效需
立即止血或检查子宫内膜组织学的患者。对于超声提示宫腔
内异常者可在宫腔镜下刮宫，以提高诊断率。

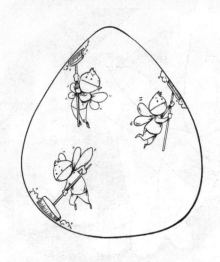

月经总是不干净想怀孕怎么办？

对于有妊娠要求但月经总不干净的患者，首先要寻找月经淋漓不净的原因。正常的月经是下丘脑-垂体-卵巢轴生理调节下的周期性子宫内膜剥脱性出血，正常月经的周期、持续时间、月经量呈现明显的规律性和自限性。异常子宫出血的患者中约 3/4 可归类为功能失调性子宫出血，也就是由于下丘脑-垂体-卵巢轴功能失调，导致排卵障碍或黄体功能异常，引发的异常子宫出血。

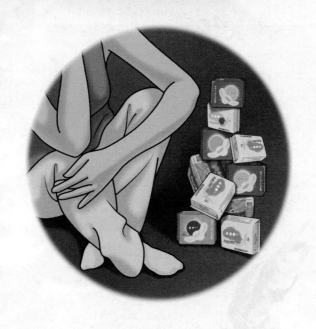

　　在诊断功能失调性子宫出血之前，首先要除外病理原因的子宫出血，主要包括以下几种：①异常妊娠或者妊娠并发症：如流产、异位妊娠、葡萄胎等，常可通过仔细询问病史及血 hCG 测定、超声检查等协助诊断；②生殖器官感染：如急性阴道炎、急慢性子宫内膜炎等；③生殖器官肿瘤：例如子宫内膜癌、宫颈癌、滋养细胞肿瘤、子宫肌瘤、卵巢肿瘤等，可通过盆腔检查、B 超、诊刮及相关特殊检查等鉴别；④生殖道损伤；⑤性激素药物应用不当；⑥全身性疾病所导致的异常子宫出血。在除外病理性异常子宫出血后，针对功能失调性子宫出血可以采用止血、调整月经周期的治

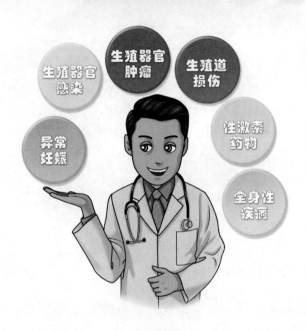

疗，同时促排卵以助孕。

总是淋漓出血可以做宫腔镜检查么？

淋漓出血为妇产科常见症状，出血主要来自宫腔，也可来自外阴、阴道、宫颈等部位。育龄期患者阴道淋漓出血要除外妊娠相关、功能性子宫出血（内分泌紊乱）、急性生殖道炎症、全身性疾病（常见于肝病、再生障碍性贫血、血小板减少性紫癜、白血病及妇产科疾病并发的弥散性血管内凝血），经适当药物治疗仍无效，考虑高度可疑的宫腔内病变时，可以在出血期间行宫腔镜检查明确病因并做对症治疗，

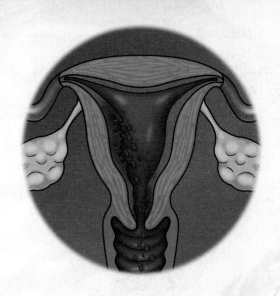

以避免耽误病情。但应尽量避免阴道流血期间行宫腔镜检查，因出血时间长可能增加感染风险，出血量多宫腔镜检查术中视野不清晰，可影响诊断结果。

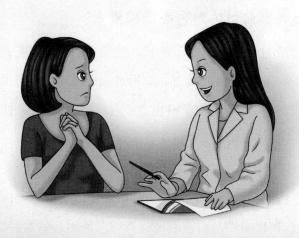

妊娠相关并发症

异位妊娠

　　正常情况下，胚胎会种植在子宫内膜上。而异位妊娠，俗称宫外孕，则是指胚胎种植在子宫腔以外的部位，例如输卵管、宫颈、卵巢甚至盆腹腔其他脏器。发生异位妊娠时通常胚胎无法存活，而且它的生长可能会损伤母体的器官结构。

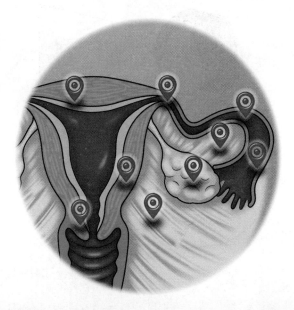

异位妊娠最高危的危险因素是盆腔炎性疾病（pelvic inflammatory disease，PID），也就是子宫、输卵管或卵巢的感染性疾病。还有其他一些异位妊娠的危险因素，具体见下。

（1）既往异位妊娠史；

（2）输卵管结扎术后怀孕；

（3）使用宫内节育器后怀孕；

（4）输卵管手术史；

（5）不孕症或接受相关治疗；

（6）吸烟。

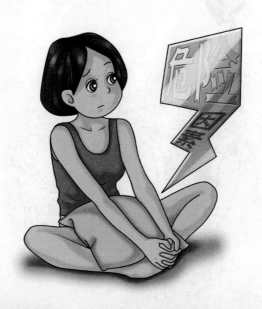

输卵管妊娠是最常见的宫外孕类型。由于输卵管十分细小，无法容纳胚胎生长，异位妊娠的胚胎无法正常发育。如果输卵管管壁扩张并且破裂，那么就可能发生危及生命的大出血。输卵管异常和异位妊娠的发生密不可分，已知的会增加输卵管妊娠风险的因素见下。

（1）输卵管感染或炎症导致输卵管部分或完全梗阻；

（2）既往盆腔或输卵管手术史可能导致输卵管周围粘连；

（3）既往的异位妊娠或者手术都可能导致输卵管形态异常或遭到破坏。

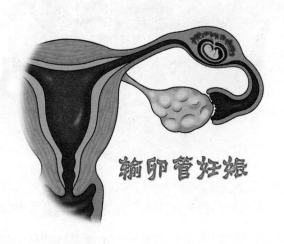

症状和体征

起初，异位妊娠和正常妊娠可能没有任何区别。早期的症状和体征与正常怀孕几乎相同——月经推迟、乳房胀痛、乏力和恶心等。疼痛和异常阴道出血通常是异位妊娠最早期的征象。患者可能会感到下腹或腹部尖锐的刺痛，左侧或者

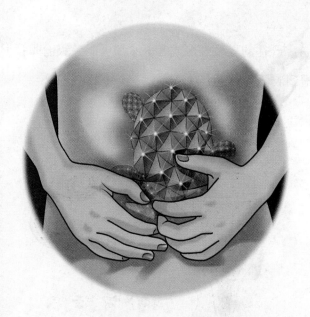

右侧是根据病变的位置决定的。如果出血到盆腹腔，还可能出现肩痛或者肛门坠胀的感觉——出现哪种症状取决于积血的多少、位置以及刺激的神经。大量的阴道出血很少见，除非是宫颈部位的异位妊娠。一些罕见情况下，还可能出现其

他部位疼痛，例如肩部或颈部，疼痛可能反复发作。其他一些提示异位妊娠的征象包括胃肠道症状、头晕、晕倒等。如果出现严重的疼痛，例如在睡觉时疼醒或者休息后未能好转，伴有头晕甚至晕厥，都应该立即就医。还有其他一些原因也可能导致上述症状和体征，但是医生一般首先需要除外异位妊娠。

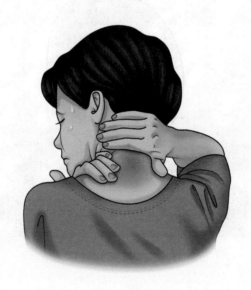

治疗

如果医生怀疑是异位妊娠，会为患者进行腹部和盆腔检查，以明确疼痛部位、是否有反跳痛或肿物。除非诊断很明确或者患者的情况太危急，否则医生可能会通过实验室检查和超声检查来明确诊断。

异位妊娠必须接受治疗，以免发生输卵管破裂或者其他并发症。包块较小的异位妊娠可应用药物治疗（甲氨蝶呤），其对胚胎组织有很强的毒性，并可以使胚胎停止发育。不

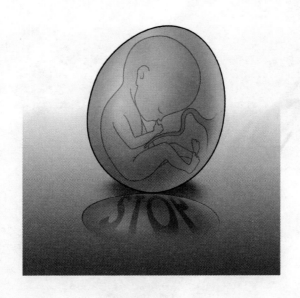

过，大多数情况下可能需要手术治疗。手术会通过腹腔镜或者在下腹部切开一个小口，用器械切除异位妊娠组织或者含有妊娠组织的患侧输卵管。极少数情况下，医生可能会建议期待、观察而不进行治疗，期待异位妊娠的胚胎在破坏输卵管前自行消亡，并且自行排出或吸收。

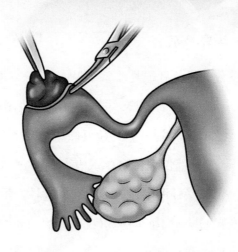

　　治疗后，医生会监测与怀孕相关的血清激素水平，也就是人绒毛膜促性腺激素（hCG），直到降至正常。如果 hCG 水平持续升高，提示异位妊娠组织可能没有完全清除，意味着可能需要再次手术或应用甲氨蝶呤治疗。

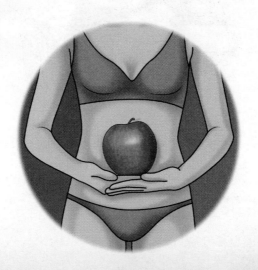

宫内孕合并异位妊娠

宫内孕合并异位妊娠是非常罕见的情况，也就是在母体内，一个胚胎在子宫内生长，同时另一个胚胎则种植在子宫腔以外（异位妊娠）。通常，异位妊娠最常发生在输卵管（输卵管妊娠），少见部位包括宫颈或者卵巢。宫内孕合并异位妊娠最常见于接受辅助生育技术治疗的女性。治疗的目标是清除异位妊娠的胚胎，同时保留宫内怀孕的胚胎。通常需要手术治疗，或者在异位妊娠的胚胎局部注射药物，以使胚胎停止发育。

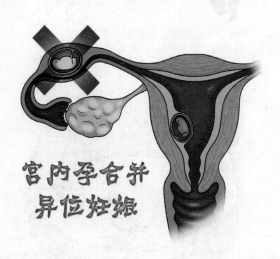

下次怀孕

如果已经有一次异位妊娠，那么再次发生宫外孕的风险会升高。不过，异位妊娠后仍然可能正常怀孕和分娩。即使一侧的输卵管受损或切除，卵母细胞仍然可能在另外一侧的输卵管内受精而后再进入宫腔。如果双侧输卵管都受损或者切除，那么就没有自然怀孕的机会了，可以通过 IVF-ET 治疗而怀孕。IVF-ET 治疗是指将成熟的卵细胞取出体外，在实验室培养皿中与精子结合受精，然后再将发育至数日的胚胎放入子宫腔的过程。如果患者已经经历了异位妊娠，再次试孕前应先咨询医生，以选择更好的方案。

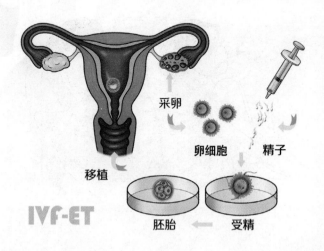

再次尝试

妊娠丢失是非常痛苦的经历。你可能觉得所有对未来的希望都被夺走了。即使怀孕仅仅几个星期，也可能会有这种感觉。妊娠丢失后的感受因人而异，可能仅有短暂的呆滞。要正视自己的感觉并尝试进行调整。一味地沉浸在妊娠丢失的悲伤中是对时间的浪费。

有些夫妻觉得必须马上开始试孕，以便走出妊娠丢失的阴影，治愈心灵的创伤。在经历过一次妊娠丢失后，再次怀孕可能会由于担心发生意外而非常紧张不安。

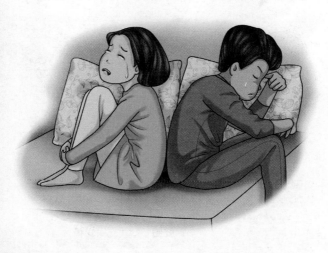

虽然妊娠丢失可能是非常痛苦的，不过这并不意味着夫妻无法孕育宝宝。大多数情况下，正常怀孕并顺利分娩的概率还是很高的。是否要再次怀孕，何时再次怀孕，都取决于之前妊娠的类型，以及生理上和心理上的恢复情况。并没有明确的再次尝试怀孕的最佳时机。通常，医生会建议休息几个月后再开始再次试孕。

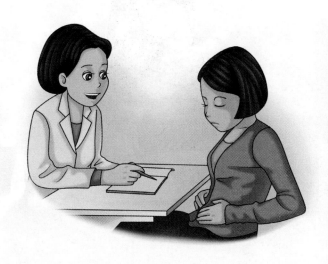

心理的恢复

如果在发生妊娠丢失后，患者严重感到沉浸在深深的悲伤中，则要给自己一些时间。心理上的恢复常比生理上的恢复需要更长时间。

有的人会想，为什么会为一个素未谋面的孩子如此伤心？其实在孕育宝宝的同时，女性已经与宝宝建立了千丝万缕的联系。夫妻俩可能已经开始想象抱着宝宝的样子。因此可能很难接受失去陪伴宝宝成长的机会。即使胚胎都没有形成，也可能会因为孕育宝宝的希望破灭而非常沮丧。

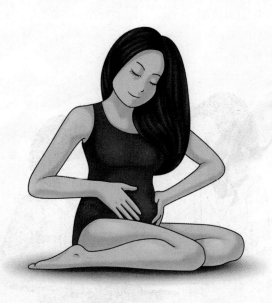

往往夫妻二人应对妊娠丢失的方式不同。有时很难发现另一半心灵上的创伤。有人可能希望多谈谈，而另一方可能并不想聊。有时候一方已经走出了阴影，而另一方仍沉浸在悲痛中。这时候夫妻最需要互相依靠。试着互相倾听并回应对方，接受对方的感受。也可以选择接受心理咨询或治疗，以帮助你在更中立的环境中表达你的情感和希望。

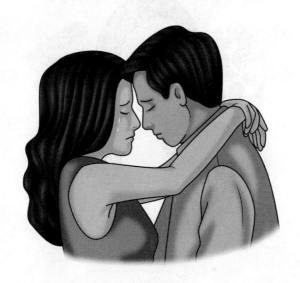

流产

　　自然流产是指怀孕 20 周前，自然发生的妊娠丢失。已知自己怀孕的女性中，15%～20% 会发生自然流产。实际上这个比例会更高，因为一些女性自然流产发生得很早，以至于她们没有意识到自己怀孕了。研究表明 1/3 的试孕女性可能没有意识到自己发生了自然流产。绝大多数自然流产中，胎儿由于遗传学异常，发育了一段时间后又停止发育。胚胎基因或染色体异常通常是由于在受精卵分裂和发育过程中发生了异常，而并非遗传自父母。

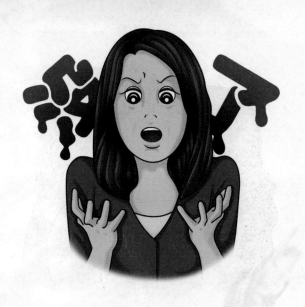

　　自然流产相对常见，但多数想要怀孕的女性都很难面对，成功怀孕而未能顺利分娩宝宝是非常让人难受的。

症状和体征

　　自然流产的症状和体征主要包括以下几点。

　　（1）阴道出血（或者点滴出血）；

　　（2）下腹部或腰骶部的疼痛；

　　（3）阴道排液或组织物排出。

　　早孕期阴道出血（或者点滴出血）是很常见的。大多数早孕期阴道少量出血的女性，都能够顺利怀孕及分娩。有时

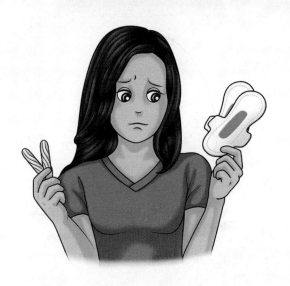

候甚至大量出血也不会发生自然流产。不过如果阴道出血每小时需要两片卫生巾或两个卫生棉条，持续超过 2 小时或以上，就需要及时就诊。

有些罕见的情况，自然流产可能会导致宫内感染。发生宫内感染的情况称为感染性流产，可能伴有发热、寒战、浑身疼痛以及阴道分泌物变色（脓样）并伴有异味。如果出现上述症状，需要立即就医。

如果阴道排出组织物，请将组织物放在干净的容器中带到医院。通过对组织进行检查并不能确定自然流产的原因，但一旦确认这些组织是绒毛，能帮助医生除外异位妊娠。

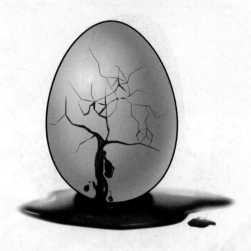

自然流产的病因

1.胚胎基因或染色体异常

（1）生化妊娠：是指验孕结果显示阳性，但胚胎发育很早就停止了，因此超声并不能发现妊娠囊。

（2）早期胚胎停育或稽留流产：是指胚胎在出现流产症状前就已经停止发育了，其原因也可能是由胚胎的基因异常导致的。

（3）葡萄胎：葡萄胎又称妊娠滋养细胞疾病，是比较罕见的疾病。是由于受精异常导致的胎盘异常。发生葡萄胎时，妊娠组织会发育成宫腔内快速生长的囊泡样组织，可能包含或不包含胚胎。

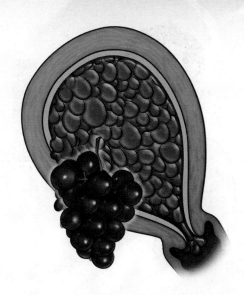

2. 母亲的健康状况　未控制的糖尿病、甲状腺疾病、感染、激素水平异常、子宫和宫颈畸形等，都可能导致自然流产。可能增加自然流产概率的母体因素包括以下几种。

（1）年龄：年龄超过 35 岁的女性，自然流产的发生率高于年轻女性。35 岁女性自然流产发生率约为 20%，40 岁约为 40%，45 岁则高达 80%。丈夫的年龄也可能有影响。一些研究表明，如果丈夫年龄 35 岁或以上者，随着年龄增长，女性的自然流产率升高。

（2）既往有两次或以上自然流产史：既往有两次或以上流产史的女性，发生自然流产的概率升高。而已经发生一次自然流产的女性，再次发生自然流产的概率和没有自然流产史的女性相同。

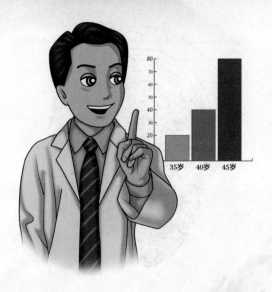

（3）吸烟、酗酒和吸毒：孕期吸烟或饮酒的女性，自然流产率显著高于孕期不吸烟、不饮酒的女性。吸毒，特别是

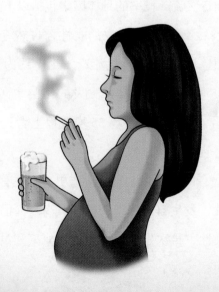

可卡因，会增加自然流产风险。

（4）有创产前检查：一些有创的产前遗传学筛查，例如绒毛膜活检或者羊膜腔穿刺，都可能稍稍增加自然流产风险。

自然流产的类型

根据检查结果不同，医生会判断自然流产的类型。需要注意的是，医生可能会使用"自然流产"或者"流产"的诊断，都代表自然的妊娠丢失。

1.先兆流产　如果出现阴道出血，但宫颈没有扩张，那么就称为先兆流产。通常经过适当休息，就会好转。

2.难免流产　如果出现阴道出血，并伴有子宫收缩和宫颈扩张，那么自然流产将不可避免。

3.不全流产　如果胎儿或胎盘的一部分已经排出，但还有一部分在子宫腔内，就称为不全流产。

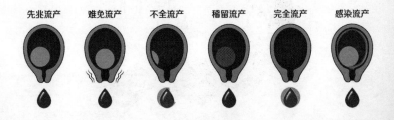

4.稽留流产　如果胚胎已经停止发育，但胎盘和胚胎组织仍在子宫腔里，就成为稽留流产。

5.完全流产　如果所有怀孕组织都排出了，就称为完全流产。此类型常见于怀孕12周前的自然流产。

6.感染性流产　如果子宫发生感染，就成为感染性流产，需要立即就医。

就医

如果你觉得自己出现了自然流产的症状，可以到妇产科急诊就诊。医生可能会问你一些问题，包括你的末次月经周期，症状开始出现的时间，以及以前是否有自然流产史。医生还可能会做以下一些检查：

1.盆腔检查　通过盆腔检查了解子宫的大小，并了解宫

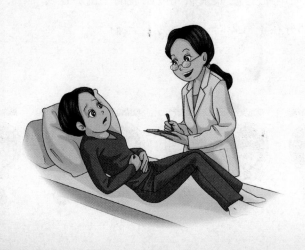

颈是否扩张。

2.超声　超声有助于医生确认是否有胎心以及胚胎是否发育正常。

3.血清检查　如果发生自然流产，需要进行血清检测，人绒毛膜促性腺激素（hCG）有助于确定是否所有的胎盘组织都完全排出了。如果无法确定是否发生了自然流产，间隔48小时复查有助于判断。

4.组织检查　如果阴道排出了组织物，可以将组织物送检，以确定是自然流产——而不是其他可能导致怀孕期出血的疾病。

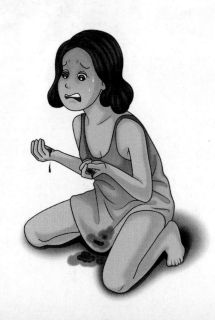

治疗

如果不是发生了自然流产，而是出现了一些先兆流产的症状，医生会建议休息，直到出血或疼痛好转。并要求避免性生活、盆浴以及运动或旅行。通过超声检查，医生通常能确定胚胎是否已经停止发育。

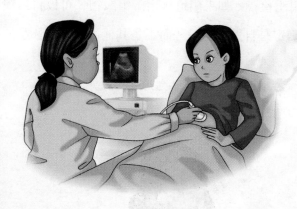

1. 期待治疗　如果你选择顺其自然，自然流产通常会发生在胚胎停止发育后一两周，但也可能是三四周。在发生自然流产时，可能会出现大量阴道出血和腹痛，就像月经量多一样，可能持续数个小时，也可能会有组织物排出。医生会告诉你应该怎样处理这些排出的组织。大量的阴道出血通常在几个小时后好转，接着少量的阴道出血可能持续数周。如果没能发生自然流产，则可能需要药物或手术治疗。这会是个感情上非常痛苦的阶段。

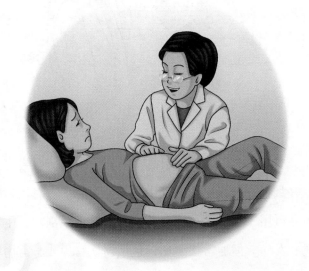

2. 药物治疗　在诊断为胚胎停育后，如果你想迅速结束妊娠，就需要药物来促进妊娠组织和胎盘排出。可以口服药物，医生也可能会建议阴道用药来增强效果同时减小副反应，例如恶心、胃痛和腹泻。对于绝大多数女性，将在用药后 24 小时内起效。具体的用药方法需要在医生的指导下进行。

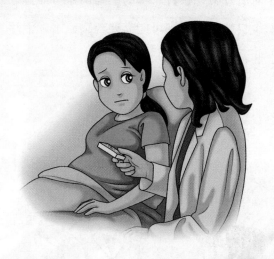

3. 手术治疗 指负压吸引清宫术。手术中，医生会扩张宫颈，并且轻柔地吸出子宫腔中的妊娠组织。有时候在吸引之后还会再用一种称为刮匙的长柄金属器械来刮宫。手术可能出现并发症，但通常很罕见，包括损伤宫颈或子宫内膜组

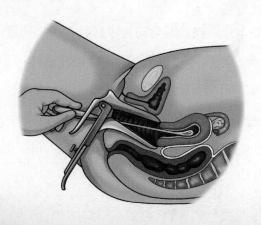

织、子宫穿孔、继发感染等。有时还会需要额外的手术来止血。目前很多诊疗机构可以在麻醉下完成这个手术，并且通常需要在手术室完成。

恢复

自然流产后，生理上的恢复大概需要数天。流产后4周内就会恢复月经。如果出现阴道大量出血、发热、寒战或者严重的疼痛，一定要及时就医。这些症状和体征都提示感染。流产后2周内一定要避免性生活或在阴道内放置任何东西，例如卫生棉条或进行阴道冲洗。

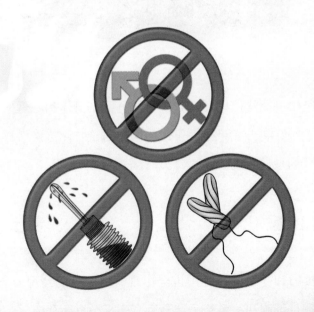

自然流产后心理上的恢复可能比生理上的恢复需要更长的时间。自然流产可能对心理造成很大创伤，而且周围的人并不能完全体会到。患者的情绪可能包括从愤怒到绝望。如果真的发生了，请给你自己一点时间，从自然流产的悲痛中走出，还可以向爱你的人寻求帮助，不要独自承受这一切。如果过于悲伤甚至感到抑郁，可以向医生求助。

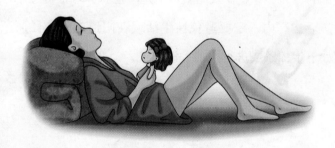

医生可能建议患者过一段时间，等到身体和心理的创伤都痊愈了，再开始试孕。可以与医生讨论自然流产后再次开始试孕的最佳时机。

多胎妊娠

排卵和受精的过程中也会出现一些罕见的情况。有时，一枚卵母细胞和一条精子结合后，不是孕育一个宝宝，而是

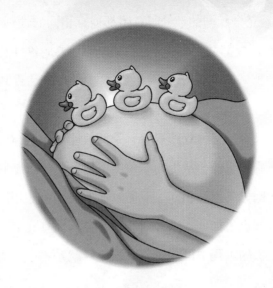

两个宝宝甚至更多。多胎妊娠有几种不同的发生机制。

同卵双胎，又称为单卵双胎，也就是一枚卵母细胞与一条精子受精后，分裂成为两个一模一样的受精卵。两个宝宝

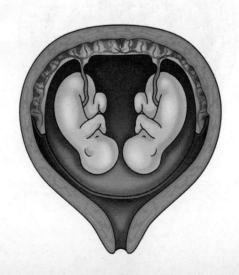

的DNA是完全相同的。单卵双胎都拥有相同的性别和血型。并且绝大多数都共用一个胎盘，也有可能是各自有一个胎盘。受精卵一分为二的时间决定了单卵双胎是否共用一个胎盘。

异卵双胎，又称双卵双胎，是两枚卵母细胞与两条精子分别受精后形成的。从生物学角度上说，这种双胞胎与先后出生的同胞兄弟姐妹相同。双卵双胎的性别可能相同也可能不同，血型也是如此。这种双胎通常各自拥有一个胎盘，但在孕期生长的过程中可能融合，出生时就是一个胎盘。双卵

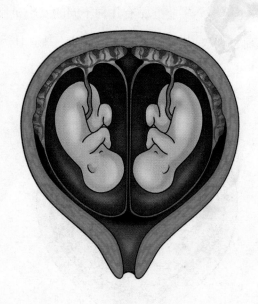

双胎的发生率高于单卵双胎。

　　三胞胎的发生也有多种机制。最常见的是三枚卵细胞分别与三条精子结合。也有可能是一枚受精卵一分为二成为单卵双胎，另一枚卵子与一条精子结合成为第三个宝宝。还有可能是一枚受精卵分裂成为三枚受精卵，形成单卵三胎，不过这种情况是非常罕见的。

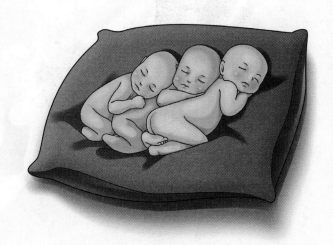

　　四胞胎或者多胞胎通常是由四枚或者更多的卵母细胞分别与精子结合形成的。自然情况下四胞胎及以上的多胞胎是非常罕见的，通常发生在应用促排卵药物或辅助生殖技术妊娠的女性中。

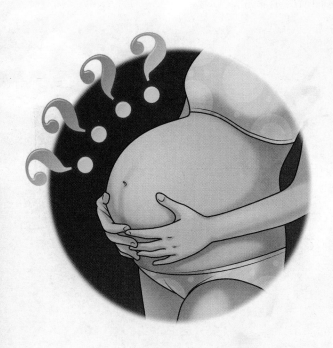

第三篇

备 孕

第三章

排卵和受精的征象

　　女性的身体严格遵守生物钟，正常情况下每月排卵一次，卵母细胞在排出 24 小时后将失去受精能力。这意味着，卵母细胞与精子相遇并成功结合的时机非常短暂。那么，应该如何判断适当的受孕时机呢？

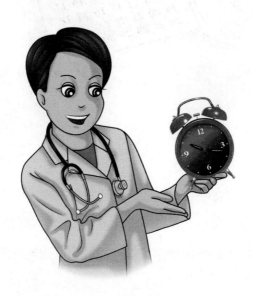

这个时机的判断并不是很困难。虽然排卵的征象可能不那么明显，但只要留意观察还是可以发现的。了解排卵的症状与体征后，通过观察自己身体的变化就能帮助你判断何时是最佳的受孕时机，并做好准备。

有很多方法能帮助你确定自己处于月经周期的哪个阶段，例如在日历上记录周期，或者用排卵试纸。但是最经济实用的判断排卵期的方法就是注意观察身体的变化。

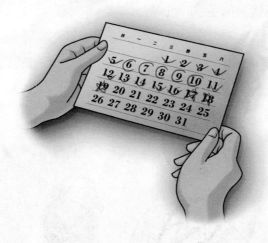

绝大多数女性在观察几个月后就能发现月经周期不同阶段相应的身体特征，包括基础体温的波动、白带的变化。掌握了这些细小的变化规律，你就能较为准确地判断自己的排卵期。

月经周期

在准备怀孕前，女性可能很少关注自己的月经，除非需要根据月经情况安排日程、选择服装或者需要购买卫生棉条等必须用品。但当她开始计划怀孕时就开始变得非常关注自己的月经周期了。了解一些相关知识有助于应用一些方法判断排卵期。

大多数女性平均月经周期为 28 天。不过月经周期在 22～35 天的范围内都是正常的。月经周期分为三个阶段——

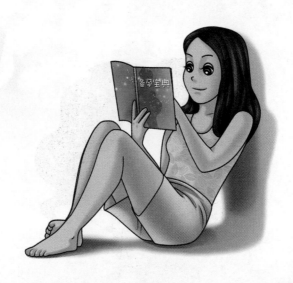

卵泡期、黄体期和排卵期，依次交替循环。

卵泡期：准备阶段

卵泡期是月经周期的第一个阶段，募集的卵泡开始发育，子宫内膜开始增殖，为受孕做好准备。这个阶段又称子宫内膜的增殖期。

这个阶段，垂体分泌的 FSH 水平升高，刺激多个未成熟卵母细胞开始发育。年轻女性中，每月有 15～20 枚卵母细胞在这个阶段开始发育，但通常只有一枚卵母细胞成熟并排卵。成熟时直径为 2～2.5 cm。而其他的卵泡将停止发育并闭锁。

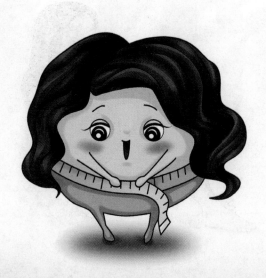

　　卵泡期雌激素水平逐渐升高，刺激子宫内膜细胞增殖，内膜增厚，为怀孕做好准备。随着雌激素水平进一步升高，女性白带会增多、"拉丝"明显，就像生鸡蛋的蛋清。白带增多起到了润滑生殖道的作用，有助于精子顺利通过。

　　女性卵泡期的长短各不相同，这也是女性月经周期长短不一的原因。

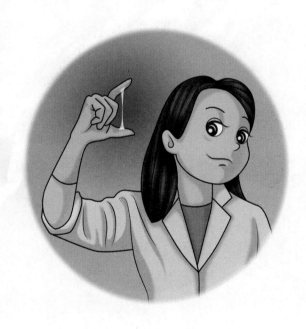

排卵期：排卵

　　这一阶段在月经中期，一旦开始瞬间就会发生变化。雌激素水平回落，FSH 水平升高，LH 水平达峰值后，即将排卵。大约 36 小时后，优势卵泡破裂，排出卵母细胞，即排卵。但是卵母细胞存活的时间很短。

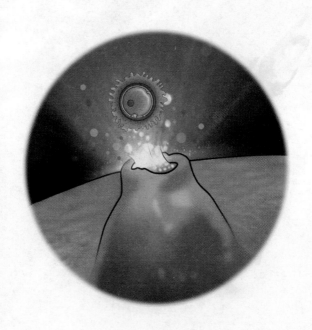

黄体期：善后阶段

排卵后，残余的卵泡迅速转变为黄体，并开始分泌为怀孕做准备的激素，其中最重要的是孕激素。在孕激素的作用下，子宫内膜为胚胎着床做好准备。孕激素还能使基础体温升高 $0.3 \sim 0.5\,℃$。这一阶段又称为子宫内膜的分泌期，因为子宫内膜此时会分泌胚胎发育所需要的因子。

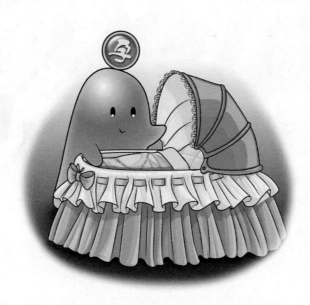

一旦胚胎形成，早期胚胎开始分泌绒毛膜促性腺激素，以维持孕激素的产生。如果未怀孕，黄体晚期雌激素和孕激素水平下降，基础体温回落至基础水平。

黄体期的持续时间比卵泡期稳定，平均为 14 天。

受孕时机

女性月经周期中，受孕时机的长短取决于以下两方面。

1. 精子在女性生殖道内存活时间　精子在适宜条件下（大量的宫颈黏液）最长存活 5 天。也就是说，理论上可能在星期一同房后，精子直到星期四或星期五才与卵母细胞相遇。

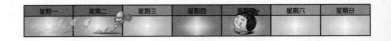

2. 卵母细胞存活时间　排卵后，卵母细胞的存活时间不超过 24 小时。女性有可能在排卵后的第二天怀孕，但排卵

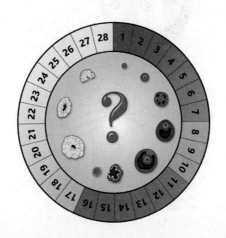

超过 12 小时后，怀孕概率大大降低。

综上，最多在 6 天的时间内同房可能怀孕——排卵前 5 天到排卵后 24 小时。因此，需要确定是月经周期中的哪 6 天，并在这 6 天内选择最佳的受孕时机。下面就介绍一些实用的方法。

日历法

日历法有助于判断月经周期的平均天数及大概的排卵时间。如果女性并不清楚自己的月经周期，就记录几个月——连续记录 6 ~ 12 个月准确性更高。

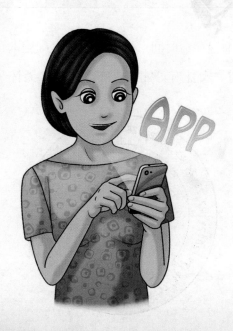

月经出血的第一天就是月经周期的第一天（点滴出血不算）。下一月经周期出血前一天，是本次月经周期的最后一天。现在的智能手机有很多应用软件可以帮助记录月经周期，或者使用纸质的日历也可以。

确定了月经周期的平均天数后，就能大概估计排卵期了。需要牢记黄体期——也就是排卵后身体准备怀孕的阶段——通常固定为 14 天。因此，如果月经周期是 30 天，那么排卵期差不多在月经的第 16 天（30 天 -14 天 =16 天）。那么，最佳的受孕时机就是月经第 12 天至 17 天。如果在这段时间内隔日同房，精子就有机会与卵母细胞相遇。

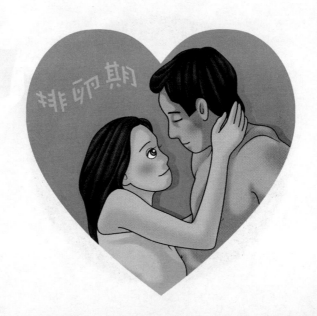

如果感到这种方法太复杂，有研究者发明了一种计算模型，能够计算月经周期不同时间的受孕概率。研究发现，对于月经规律，周期为 26~32 天的女性，最佳的受孕时机为月经的第 8~19 天。

人们的常识认为，排卵发生在月经周期的中间——例如，月经周期是 28 天，排卵发生在第 14 天——但实际上只有 1/3 的女性是这样的。大多数女性，排卵通常发生在月经周期中间的前后 4 天。不仅如此，许多女性的月经周期并不规律。这就意味着受孕时机可能会提前或推后。

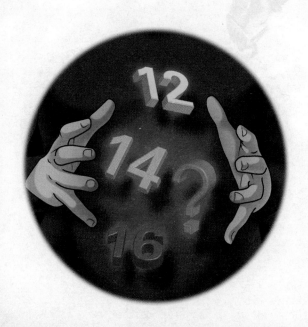

　　如果日历法未能奏效，还可以选择其他判断受孕时机的方法，例如测量体温或者观察白带变化。

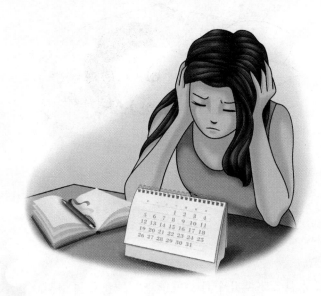

监测体温

　　监测体温是另外一种确定排卵期的方法。排卵后，基础体温——也就是充分休息后的体温——会上升 0.3~0.5℃。并且会保持这一水平，如果没有怀孕，体内孕激素水平下降，基础体温在月经前回落到原有水平。

　　需要注意的是，由于直到排卵后体温才会上升，因此用这种方法只能判断出排卵期几近结束的时间。所以当你发现体温升高时，受孕的概率可能已经有所降低了。连续每日记

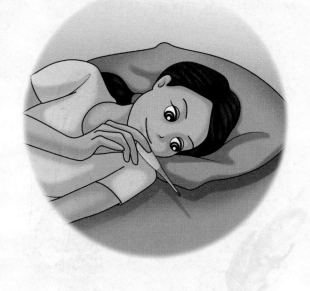

录基础体温，坚持几个月，就能更好地预测排卵期。

基础体温记录方法

　　每天早晨记录基础体温。每天早晨睡醒后先测体温再起床。一定要使用专门测量基础体温的体温计。为了保证基础体温的有效性，必须保证夜间有 6 小时以上的连续睡眠。睡醒后什么也别干，先测体温，然后再上厕所、洗漱。一旦活动后，体温会上升，就可能掩盖了基础体温的变化。如果测量后没能发现基础体温的变化规律，可以考虑测量阴道内体温。为了保证结果的准确性，每次测体温的方法最好保持一致。

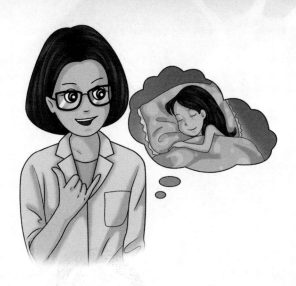

　　测量后把体温数据标注在基础体温图上。每天记录基础体温以明确体温升高的时间。通常情况下，排卵时体温会稍稍升高。如果体温稍稍升高并持续 3 天以上，那么很可能就是排卵了。

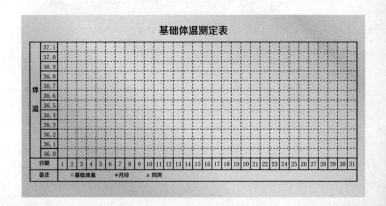

　　最佳的受孕时机是在基础体温升高前 2~3 天。此时是同房的最佳时机。并不是所有女性基础体温升高都很明显。而且，基础体温可能受很多因素影响，例如发烧、饮酒或者睡眠时间不足。所以记录基础体温并不是判断排卵最准确的方法，其优势是经济又简单易行。

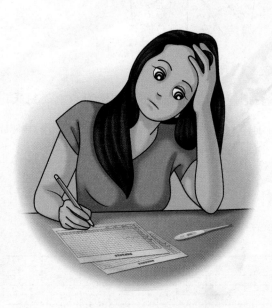

观察宫颈黏液变化

通过日历法和记录基础体温，能够帮助女性大概判断受孕时机。还有一些方法能帮助确定最佳的受孕时机。其中一个方法是观察宫颈黏液的变化。研究发现，观察宫颈黏液变化能准确判断出最佳的受孕时机。

观察宫颈黏液需要规律地撑开阴道以观察宫颈黏液性状和量的变化。宫颈黏液在月经周期的不同阶段会发生变化。

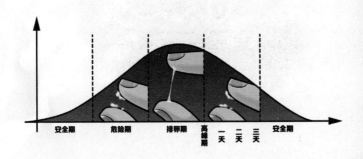

绝大多数女性在月经后的几天会感觉阴道干涩。但如果月经周期较短，可能月经结束后就会感觉有白带，甚至可能在还有点滴出血时就混有白带。

排卵前，激素水平上升，宫颈黏液增多，白带也会变得更加黏稠。

即将排卵时，宫颈黏液会更多，变得清亮，并且拉丝明显——就像生鸡蛋的蛋清。这种白带有助于精子通过宫颈，并能够帮助精子最终成熟。这种性状的白带出现的最后一天，也就是"峰值"出现的时间，是最佳的受孕时机。通常在这天的 1~2 天后就会排卵。

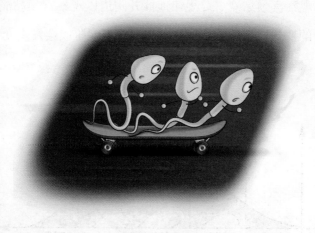

排卵后，宫颈黏液变得浓稠、拉丝消失，并可能完全减少到没有，因此女性可能再次感到阴道干涩。

最好每天观察几次白带情况，以确定白带的变化规律。观察白带的最好时机就是小便前。用卫生纸从前到后擦拭外阴，记录白带的性状，包括颜色（黄色、白色、清亮或是浑浊），浓稠度（浓稠、拉丝度好还是差），以及手感（干燥、湿润或是湿滑）。同时需要注意阴道感觉干涩、湿润或是潮湿。需要注意不要把宫颈黏液与精液或者同房时的分泌物相混淆。

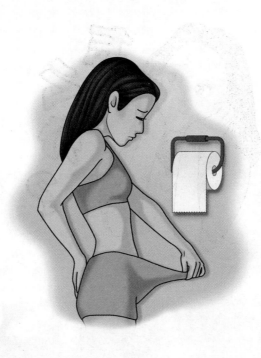

由于即将排卵时宫颈黏液的变化，当你感觉阴道湿润、宫颈黏液湿滑并且拉丝度好的时候，就是最佳的受孕时机。因此，在发现白带有上述变化的时候，就是同房受孕的最佳时机。关于女性记录宫颈黏液变化的研究发现，最佳受孕时机往往出现在 LH 峰的 3～4 天内。

这个方法并不适用于所有人。并不是所有女性都能通

过观察发现白带的变化，或者并不能每天观察并记录白带
的情况。

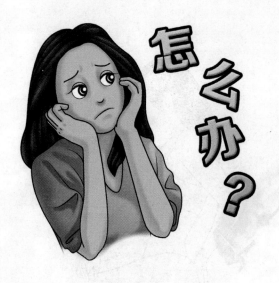

综合使用

最好综合使用上述三种方法，而不要只选择其中一种：
在日历上记录月经周期、标注基础体温并观察白带变化情
况。同时观察这些指标能够帮助你更好地判断受孕时机。

日历法能够对周期有整体的了解，而宫颈黏液的变化能
够提示你即将排卵（给精子创造适宜的条件）。体温持续轻
度升高提示已经排卵，而且如果此时月经推迟，还预示着

你可能怀孕了，因为早孕期轻度升高的体温代表孕激素水平升高。

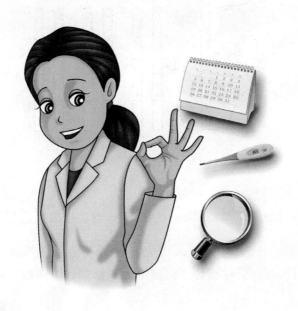

排卵试纸

排卵试纸通过检测尿液就能检测出排卵前 36 小时左右的 LH 峰。通常每盒包含 5～20 个试纸。从最早可能排卵的日期开始检测——对于月经周期为 27～34 天的女性，可以从月经第 10～11 天开始检测——通过每天检测尿液来反映 LH 水平。可以在小便的时候用尿液冲刷试纸数秒钟，也可以用无菌容器收集尿液标本后将试纸浸入。最好用晨尿检测，因为由于夜间睡眠中不喝水，晨尿中各种激素的浓度最

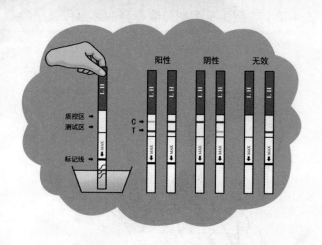

高。数分钟后试纸就能显示结果——通常是用颜色变化来指示 LH 水平。严格按说明书使用才能得到准确结果。

由于激素分泌后数小时试纸才能检测到，所以当检测出 LH 峰时，通常已经是 LH 峰的中期而非早期。所以，一旦

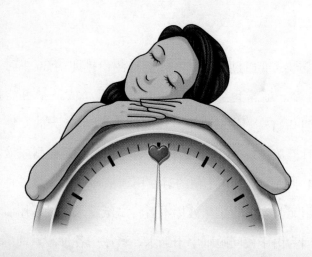

检测出 LH 峰，排卵可能发生在未来 24 小时左右。这时就可以不再检测了，而且是同房的最佳时机。

　　大多数家用检测 LH 峰的试纸还是非常准确的。有研究比较了尿 LH 试纸和超声监测排卵的情况，发现 LH 水平与超声监测排卵几乎完全相符。如果你的排卵时间并不在月经中期，而是提前或推后，可能需要尝试几次才能确定最佳的开始检测的时机。有时，也可能出现无排卵或者假阳性的结果，即试纸显示 LH 峰，但实际上并没有。

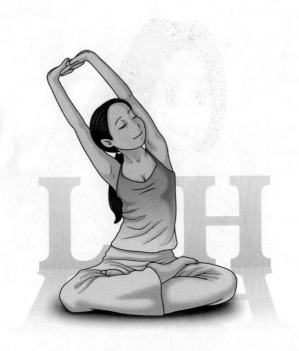

血清孕激素水平

　　其中一种方法是检测血清孕激素水平。在排卵后一周左右，也就是黄体中期抽血。如果孕激素达到一定水平，就提示已经排卵。如果孕激素水平较低，可能表明没有排卵或黄体期异常，也就是黄体功能不全。由于激素水平可能出现波动，医生可能会建议多次抽血。

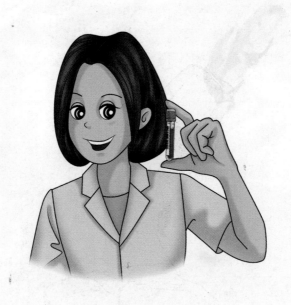

超声监测

这是医生常用的一种方法，通过连续超声监测能确认排卵，可以做阴道超声，也可以做腹部超声。第一次超声检查能看到正在生长的卵泡，接下来的检查能明确优势卵泡，然后观察到优势卵泡萎陷，代表卵母细胞已经排出。医生可能联合应用超声检查及血清或者尿液检查。

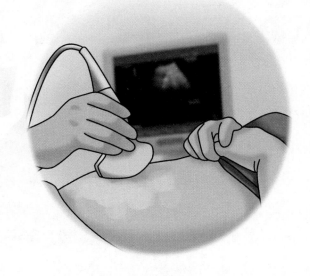

超声是确认排卵最准确的方法之一，但是价格昂贵而且不方便。如果其他方法有效，可能无需使用这种方法。

未来母亲该怎么做 - 备孕期间的注意事项

在准备好了迎接新生命之前，我们首先应该提醒自己，是否做到了以下几点：

首先，怀孕前重点接种两种疫苗，即乙肝疫苗和风疹疫苗，需要在怀孕前接种。

1.乙肝疫苗　建议计划怀孕的女性在怀孕前9个月左右进行乙肝五项（包含两种乙肝抗原及三种乙肝抗体）检测。如果乙肝表面抗体滴度大小于 100 IU/L，则无需再注射乙肝疫苗；如果乙肝表面抗体阴性或滴度小于 100 IU/L（除外乙

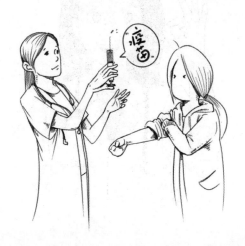

肝病毒慢性感染患者），建议患者孕前计划乙肝病毒免疫。按照 0、1、6 的程序注射，即从第一针算起，在此后 1 个月时注射第二针，在 6 个月时注射第三针。

2.风疹疫苗　应在孕前至少 3 个月进行 TORCH 检查（包含弓形虫、巨细胞病毒、单纯疱疹病毒、风疹病毒抗体 IgM 及 IgG 检测），如果患者 TORCH 检查发现 IgM 阳性，则提示短期内存在感染可能，需要进行相应治疗，至 IgM 转阴后计划妊娠。如 IgG 阳性，一般认为是既往曾有感染史，患者对相应感染源存在免疫力，不需要孕前特殊处理。如果抗风疹病毒 IgG 为阴性，则建议女性孕前 3 个月注射风疹疫苗。

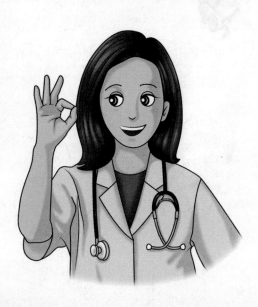

一个新生命从受孕前 3 个月就开始了，因为一个卵细胞从发育成熟到排出大约需要 3 个月的时间，而有些致畸的药物在体内代谢需要三个月甚至半年的时间。那我们现在来看看在这些关键的时期需要做些什么以降低胎儿畸形的发生率。

除了打疫苗外，我们还需要注意自己的用药问题。每种药物在体内代谢的时间是不一样的，药物的半衰期指药物在体内剩一半所用的时间，它是我们临床用药间隔最主要的参考指标。一般情况下，在停药后经 5~7 个半衰期，可以认

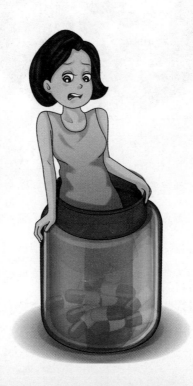

为药物基本被机体消除。每种药物的半衰期不同，可以在说明书中的药代动力学一栏中查询。

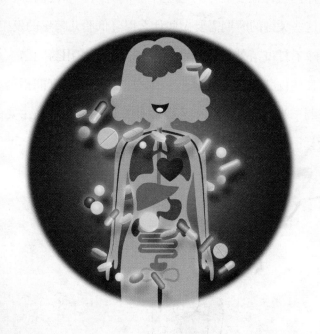

如果患有某种疾病需要长期服药，如激素、抗癌药、治疗精神病的药物等都会对生殖细胞产生不良影响，对于激素类及抗精神病药物，临床可以选择相对孕期安全用药，而抗癌药物相对没有安全药物可选择。因此这些特殊用药患者尽量在停药3个月以上受孕比较安全，具体特殊的情况，还需要咨询专业的医生才能解决。

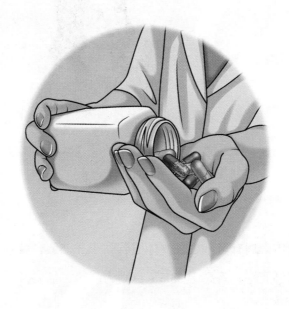

此外，要注意在孕期预防发热。不管是何种病因引起的发热，孕期都应该尽量避免，所以孕期发热还是应该以预防为主。为了腹中孕育的宝宝的健康，准妈妈在预防上要更加彻底、严格地执行。合理饮食，均衡营养，规律生活，衣着适度。居室要定时通风换气，保持空气流通。其生活用品、餐具等采取煮沸或曝晒等方式进行消毒。平时要适当做有氧活动，如散步、做操等，这样可以提高机体抗病能力，防止外源性感染。另外，孕期应避免前往人多或儿童聚集处，避

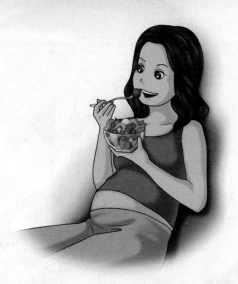

免各种传染病有可乘之机。体温若高于 37.5℃，就必须考虑
发热的可能性；若高于 38.5℃，则为高热，需要及时发热门
诊就诊。

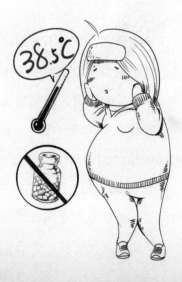